Über die Autorin:

Ilse Maly, geboren 1948, ist in Gesprächspsychotherapie nach Carl Rogers ausgebildet. Sie arbeitet zusätzlich mit verschiedenen Methoden der humanistischen und transpersonalen Therapie, und ihre Arbeit wurde geprägt durch mehrere Aufenthalte in der Findhorn Community, Schottland, sowie der Existential-Psychologischen Bildungsstätte Rütte. Seit 1975 beschäftigt sie sich mit der Bach-Blütentherapie und vor allem mit dem therapeutischen Ansatz von Dr. Edward Bach. Seit 1982 hält sie im In- und Ausland Vorträge und Seminare über die Herstellungs-, Anwendungs- und Wirkungsweise von Bach- und anderen Blütenessenzen. Ihre besondere Liebe gilt der therapeutischen Malerei; in Wochenend- und Abendkursen bietet sie »Ausdrucksmalerei auf Seide« an. Ilse Maly ist Österreicherin und lebt in Salzburg. In ihrer psychotherapeutischen Praxis unterstützt sie Menschen in schwierigen Lebensphasen. Ein besonderes Anliegen sind ihr Kinder mit schulischen und emotionalen Problemen.

Ilse Maly

Bachblüten als Chance und Hilfe

Knaur

Besuchen Sie uns im Internet:
www.droemer-knaur.de

Vollständige Taschenbuchausgabe Januar 1999
Droemersche Verlagsanstalt Th. Knaur Nachf., München
Dieser Titel erschien bereits unter der Bandnummer 76070.

Copyright © 1994 bei Droemersche Verlagsanstalt
Th. Knaur Nachf., München
Copyright © 1991 der deutschen Erstausgabe bei Ilse Maly
Alle Rechte vorbehalten. Das Werk darf – auch teilweise –
nur mit Genehmigung des Verlags – wiedergegeben werden.
Umschlaggestaltung: Vision Creativ, München
Umschlagfoto: Vision Creativ, München
Gesamtherstellung: Ebner Ulm
Printed in Germany
ISBN 3-426-72230-5

5 4 3 2 1

Inhalt

Zitate zum Thema 9

Vorwort von Dr. med. Jochen Gleditsch 11

Einleitung 15

Einführung in die Blütentherapie nach
  Dr. Edward Bach 19

Beschreibung und Zitate zu:
  1 – Odermennig (Agrimony) 27
  2 – Espe (Aspen) 31
  3 – Rotbuche (Beech) 35
  4 – Tausendgüldenkraut (Centaury) 39
  5 – Bleiwurz (Cerato) 43
  6 – Kirschpflaume (Cherry Plum) 47
  7 – Kastanienknospe (Chestnut Bud) 51
  8 – Wegwarte (Chicory) 55
  9 – Gemeine Waldrebe (Clematis) 59
  10 – Holzapfelblüte (Crab Apple) 63
  11 – Ulme (Elm) 67
  12 – Bitterer Enzian (Gentian) 71
  13 – Stechginster (Gorse) 75
  14 – Heidekraut (Heather) 79
  15 – Stechpalme (Holly) 83
  16 – Geißblatt (Honeysuckle) 87

17 – *Hainbuche (Hornbeam)* 91
18 – *Drüsentragendes Springkraut (Impatiens)* 95
19 – *Lärche (Larch)* 99
20 – *Gefleckte Gauklerblume (Mimulus)* 103
21 – *Ackersenf (Mustard)* 107
22 – *Eiche (Oak)* 111
23 – *Ölbaum (Olive)* 115
24 – *Kiefer (Pine)* 119
25 – *Rote Kastanie (Red Chestnut)* 123
26 – *Sonnenröschen (Rock Rose)* 127
27 – *Wasser aus heilkräftigen Quellen (Rock Water)* 131
28 – *Einjähriger Knäuel (Scleranthus)* 135
29 – *Doldiger Milchstern (Star of Bethlehem)* 139
30 – *Edelkastanie (Sweet Chestnut)* 143
31 – *Eisenkraut (Vervain)* 147
32 – *Weinrebe (Vine)* 151
33 – *Walnuß (Walnut)* 155
34 – *Sumpfwasserfeder (Water Violet)* 159
35 – *Weiße Kastanie (White Chestnut)* 163
36 – *Waldtrespe (Wild Oat)* 167
37 – *Heckenrose (Wild Rose)* 171
38 – *Weide (Willow)* 175
  RESCUE REMEDY – Notfalltropfen 179

Anwendung der Blütenessenzen 183

Mein Weg 190

Colorplate-Verfahren 208

Bildnachweis 211

Literaturempfehlung   213

Quellennachweis der Zitate, Aphorismen
   und Lebensweisheiten   215

Bezugsquellen der Blütenessenzen   218

Stichwortverzeichnis   221

»Wer sich mit Blüten beschäftigen will,
darf die Wurzel nicht zerschneiden.«

Sung Tschung
Japanischer Meister

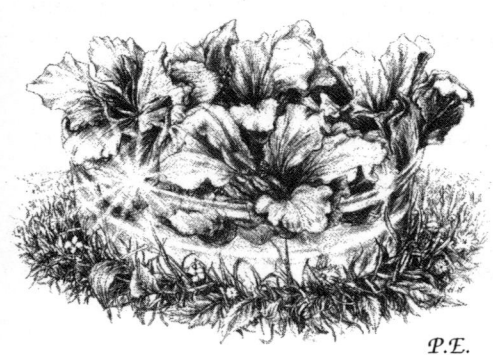

P.E.

Einfachheit ist der Schlüssel zu dieser Heilweise.
Edward Bach

Im Herzen wächst der Arzt, aus Gott geht er, die höchste Kraft der Arznei ist die Liebe. *Paracelsus*

Der Arzt hat die Aufgabe, zu heilen, und wenn ihm das gelingt, ist es gleichgültig, auf welchem Weg es ihm gelingt.
Hippokrates

Das ist der größte Fehler bei der Betrachtung von Krankheiten, daß es Ärzte für den Körper und Ärzte für die Seele gibt – wo beides doch nicht getrennt werden kann. *Plato*

Eure Lebensmittel sollen Heilmittel und eure Heilmittel Lebensmittel sein. *Paracelsus*

Das Einfache lernen nur die Begabten. *August Bier*

Krankheiten überfallen den Menschen nicht wie ein Blitz aus heiterem Himmel, sondern sind die Folgen fortgesetzter Fehler wider die Natur. *Hippokrates*

Alle Krankheiten haben eine einheitliche Ursache: den Verstoß gegen die Schöpfungsgesetze. *unbekannt*

Der Mensch ist ein fernes Ziel der Natur. Er wird erst da sein, wenn er so zu leben weiß, daß nichts Lebendes darunter leidet.
Karl Heinrich Waggerl

Alles Lebendige bildet eine Atmosphäre um sich her.
Johann Wolfgang von Goethe

Jeder Grashalm hat seinen Engel, der ihn antreibt und ihm zuflüstert: »Wachse! Wachse!«
hebräisch

Nichts hat mir soviel Freude gemacht als die Natur mit ihren Blumen, Farben, Düften, Klängen, mit ihrem Frieden und ihren Stimmungen. Sie hat mich gesund und oft glückselig gemacht.
Peter Rosegger

Je feiner und subtiler etwas ist, desto kräftiger ist es. Deshalb vermag es in Dinge hinein zu wirken, die gröber sind und damit unter ihm sind.
Meister Eckhart

Die Geheimnisse der Welt ergeben sich nur demjenigen, der bereit ist, sich von ihnen verwandeln zu lassen.
Michael Ende

Vorwort

Die von dem englischen Arzt Dr. Edward Bach entdeckte Therapie mit Blütenessenzen findet auch auf dem Kontinent immer mehr Anhänger. Wie so oft, steht die Begeisterung derer, die die Wirkung einer Methode am eigenen Leibe, ja an Geist und Seele erfahren haben, der Skepsis derjenigen gegenüber, die einen Wirkungsnachweis nach wissenschaftlichen Maßstäben verlangen. In der heutigen Zeit mehren sich Erfahrungen und Erkenntnisse, die weniger rational-analytisch als vielmehr phänomenologisch zu erfassen sind. Der Vorteil der rationalen Analyse ist die kausale Begründung; der Gewinn der phänomenologischen Sicht aber liegt darin, daß sich hier ein Zugang zur Ganzheit eröffnet. Beide Erkenntniswege sind letztlich gleichwertig – wie inzwischen von der modernen Erkenntnistheorie bestätigt. Und so ist z.B. die Wiener Akademie für Ganzheitsmedizin beiden Wegen verpflichtet.
Die Medizingeschichte ist nicht nur durch Nobelpreisträger mit deren wissenschaftlichen Entdeckungen geprägt, sondern auch durch geistige Pioniere, deren Werk von ihrem Wesen und ihrer Schau bestimmt wurde. Gewiß waren sie alle Sonderlinge: so zum Beispiel Paracelsus, Hildegard von Bingen, Samuel Hahnemann, Carl Ludwig Schleich – und nun Edward Bach. Wie arm wäre unsere Medizin ohne diese Gestalten und ihr Erbe! Vieles spricht dafür, daß die Menschheit für derartige intuitive Erkenntnisse, die jenseits des Rationalen liegen, zunehmend sensibilisiert wird: kei-

neswegs als Massensuggestion, sondern als Öffnung in eine spirituelle Dimension, die – nach C.G. Jung – ein bisher vernachlässigter Teil der menschlichen Psyche ist.

Das Gesetz von ökologischer Umwelt und psychisch-geistiger Inwelt begreifen wir immer mehr als ein Allgemein-verbunden- und Aufeinander-angewiesen-Sein. Die in unserer Zeit so deutlich zutage tretenden Umwelt- und Inweltkrisen wären wahrhaft beängstigend, täten sich nicht zugleich so viele Quellen der Hilfe und Anstöße für unser Bewußtsein auf.

Wer sich den Blütenessenzen öffnet, mag spüren, daß hier qualitative Impulse in Gang gesetzt werden. Sie berühren oft nicht nur die Ursache einer Krankheit und Befindensstörung, sondern auch Sinn und Ziel des Lebens. Solche Impulse sind also final bezogen; und von daher sind sie nebenwirkungsfrei und konkurrieren nicht mit anderen therapeutischen Maßnahmen. Finales vollzieht sich jenseits der Kausalgesetze: Es besagt, daß Welt und Mensch auf ein Ziel hin angelegt sind und daß die Harmonisierung aller Bereiche miteinander verwoben ist. Die Blumen und Bäume mögen in diesem Netzwerk der vorgeprägteste und damit verläßlichste Helfer sein. In ihrer Blüte liegt jeweils die Vollendung ihrer Existenz, während der Mensch noch einen weiten Weg zu seiner »Blüte« vor sich hat. So mag die Pflanze in ihrer Form und Farbe, in ihrer Strahlung – letztlich in ihrer Essenz – dem Menschen als Spiegel begegnen für Wesenszüge, die in ihm wohl angelegt sind, aber noch zur Harmonisierung drängen.

Ilse Maly ist mir schon vor Jahren als eine Therapeutin begegnet, die das Mysterium der Bachblüten verinnerlicht hat und eine besondere Begabung besitzt, über die reine Methode hinaus die geistigen Aspekte induzierend zu vermitteln. Ich bin sicher, daß von diesem Werk, das die Quintessenz der Bachblüten – in Beschreibung und Zitat, in Gestalt- und Energiebild – so umfassend und gleichermaßen gelungen darbringt, eine segensreiche Wirkung ausgehen wird.

Dr. med. Jochen Gleditsch

Einleitung

Es freut mich, daß nun auch die Taschenbuchausgabe des von mir 1991 verlegten Buches »Blüten als Chance und Hilfe« vorliegt und somit einem größeren Leserkreis zugänglich ist. Mit diesem Buch komme ich einem langjährigen und oft geäußerten Bedürfnis all jener nach, die seit vielen Jahren an den von mir gehaltenen Vorträgen und Wochenendseminaren teilgenommen haben und sich ein anschauliches Arbeitsmaterial für ihre praktische, theoretische und intuitive Arbeit mit den Blüten wünschten.

Da es bereits genügend einschlägige und ausführliche Literatur zum Thema gibt, habe ich mich bei der Beschreibung und Vorstellung der achtunddreißig Blüten auf eine einfache und übersichtliche Darstellung beschränkt.
Um die Themen der verschiedenen Essenzen besser erkennen und behalten zu können, begab ich mich auf die Suche nach Metaphern, Zitaten und Aphorismen, die zu der jeweiligen Thematik der Blütenessenzen passen. Dieser Zugang geht über das rein intellektuelle Erfassen hinaus und spricht die intuitive Seite in uns an.

Ebenso war es mir und vielen Menschen, mit denen ich über die Jahre in Kursen arbeitete, ein Anliegen, über Fotokarten der einzelnen Blüten für den meditativen und intuitiven Umgang mit den Blütenessenzen zu verfügen. So habe ich dem 1991 erschienenen Buch einen Satz Blütenkarten hinzugefügt. Diese Fotokarten wurden für die Taschenbuchausgabe als Farbtafeln übernommen.

Die Farbabbildungen dienen auch zum Wiedererkennen der Blüten in der freien Natur. Es war mir stets ein Anliegen, die Pflanzen, deren heilende Wirkung ich erfahren durfte, kennenzulernen. Da nicht alle Blumen, Sträucher und Bäume, aus deren Blüten Essenzen zubereitet werden, in unserer unmittelbaren Umgebung wachsen, können die Abbildungen den Zugang zu den Blüten erleichtern.

Viele Menschen, vor allem aber Kinder, betrachten die Blütenfotografien sehr gerne. Sie spüren oftmals eine starke Affinität zu der einen oder anderen Blüte. So können die Farbtafeln auch helfen, spontan und intuitiv die »stimmigen« Blüten zu finden.
Die auf Farbtafel 39 dargestellte Kirlianfotografie vermittelt das bioenergetische Strahlungsmuster der inzwischen weltweit bekannten und angewandten Notfallessenz (Rescue Remedy). Die Farbtafel 40 (Kirlianfotografie der Walnuß-Essenz) zeigt, wie unterschiedlich die Ausstrahlung der einzelnen Essenzen ist.

Ich bin mir bewußt, daß das Fundament für meine heutige Arbeit in meinem naturnahen Heranwachsen im Lungau (Salzburger Land) gelegt wurde. Auch das Vorbild meiner Mutter mit ihrem intuitiven Wissen über Pflanzen und Tiere bedeutet mir sehr viel. Für ihre vorgelebte Stärke und Tatkraft, aber auch für ihre großzügige Unterstützung möchte ich mich an dieser Stelle bei ihr bedanken.

Ganz besonders danke ich meinem Lehrer Dr. Edward BACH, der meinem Leben schon vor vielen Jahren eine neue Richtung und einen neuen Sinn gegeben hat.

Ich widme dieses Buch meinem Sohn Michael, der die Mutter viele Stunden und Tage entbehren mußte.

Außerdem gilt mein Dank für die Unterstützung meiner Arbeit an diesem Buch meinen Freunden Lucy und Hans Suritsch, Gerda und Wilfried Rogler, Hannes Lachinger, Karl Friedrich Hörner, Heinz Blamauer, Hedwig Poletti, Jutta Rainer, Ursula Kölblinger, Eva Tichy und Gerlinde Haslinger.

Ilse Maly
Salzburg, Januar 1994

Einführung in die Blütentherapie nach Dr. Edward Bach

»Krankheit ist einzig und allein korrektiv: Sie ist weder rachsüchtig noch grausam; vielmehr ist sie ein Mittel, dessen sich unsere Seele bedient, um uns auf unsere Fehler hinzuweisen, um uns davor zu bewahren, größeren Irrtümern zu verfallen, um uns daran zu hindern, größeren Schaden anzurichten, und um uns auf jenen Pfad der Wahrheit und des Lichtes zurückzuführen, den wir nie hätten verlassen sollen.«

Dr. Edward Bach: Gesammelte Werke, S. 152
Aquamarin-Verlag, Grafing 1988

Dr. Edward Bach lebte von 1886 bis 1936 in Südengland. Er ging zunächst – wie die anderen Ärzte seiner Zeit – den Weg der klassischen medizinischen Ausbildung. Während vieler Jahre befaßte er sich intensiv mit Pathologie, Bakteriologie und Immunologie.

Im Laufe der Zeit wurde ihm immer mehr bewußt, daß es so lange keine Heilung gibt, solange nicht an der Ursache der Krankheit gearbeitet wird. Er begann, sein Leben der Suche nach einer einfachen und leicht anwendbaren Heilmethode zu widmen, die den Menschen ganzheitlich erfassen sollte. Seine eigene schwere Krankheit und seine Sehnsucht, andere Wege in der Medizin zu finden, motivierten ihn immer stärker, der ursprünglichen Richtung seiner

medizinischen Tätigkeit den Rücken zu kehren. Sein Einfühlungsvermögen in die seelischen und geistigen Ursachen menschlichen Leidens kam ihm dabei zu Hilfe.
1930 zog er für einige Zeit von London nach Wales. Er hoffte, daß sich ihm dort, inmitten der Natur, der Zugang zu der ihm vorschwebenden Heilmethode öffnen würde. Seinen eigenen, zu dieser Zeit verstärkt auftretenden Krankheitssymptomen und seelischen Problemen widmete er nun mehr Aufmerksamkeit, und er suchte so lange in der Natur, bis er zuerst eine und später weitere Pflanzen fand, die das jeweilige Symptom zum Abklingen brachten. Von seiner großen Sensitivität und Intuition geleitet, war es ihm möglich, sich spontan einer Pflanze zuzuwenden, ihren Tau aufzunehmen und dabei zu erkennen, welchem Gemütszustand sie Erleichterung bringen konnte. Auf diese Weise entdeckte er zuerst zwölf Blüten, die sogenannten »Zwölf Heiler«, und in der Folge entwickelte er ein System mit 38 Blüten von wild wachsenden Blumen, Sträuchern und Bäumen.
Was er schon bei seiner ärztlichen Tätigkeit in London erkannt hatte, fiel ihm nun in verstärktem Maße auf: daß die herkömmlichen medizinischen Therapien, die sich ausschließlich auf das Krankheitssymptom beziehen, eher dazu führen, Ursachen und Beschwerden zu unterdrücken, zu verdecken und zu verschieben, als sie tatsächlich zu heilen. Die Erkenntnis, daß die eigentliche Ursache der Krankheit im seelisch-geistigen Bereich liegt, brachte ihn immer mehr von der vordergründigen Behandlung körperlicher Störungen ab. Er sah nunmehr seine Aufgabe als Heiler darin, den Menschen in seinem Umfeld mit seinen Problemen, Ängsten und Schwierigkeiten ganzheitlich zu erfassen. Im Gespräch mit seinen Patienten war es ihm ein immer größeres Bedürfnis, viel Zeit zu haben sowie eine Atmosphäre des

Vertrauens und der Offenheit zu schaffen. Dabei entwickelte er einen neuen Ansatz seiner Arbeit: Um zu erkennen, welche Blüte für den einzelnen Menschen zutrifft, versuchte er herauszufinden, welche Haltung der Patient seinem Symptom gegenüber zeigt. Diese Haltung kann entweder die Ursache der Krankheit selbst sein oder ein wesentliches Fehlverhalten des betreffenden Menschen aufzeigen. Hier muß die Behandlung ansetzen.

Wenn jemand zum Beispiel unter allergischen Reaktionen der Haut leidet und mit großer Ungeduld und Reizbarkeit darauf reagiert, ist nach Dr. Bach das der Krankheit zugrundeliegende Thema »Ungeduld«. Die Blüte, die zur Linderung und Heilung führen kann, ist in diesem Fall »Impatiens«. Ein anderer Mensch mit demselben Krankheitssymptom reagiert vielleicht nicht mit Ungeduld, sondern mit Resignation. Die hier entsprechende Blüte wäre »Wild Rose«. Sollte Unklarheit und Unsicherheit bei der Wahl der Blütenessenzen auftreten, so empfiehlt Dr. Bach, sich der Eigenschaften und Wesenszüge jener Mitmenschen zu entsinnen, die man am meisten ablehnt, eventuell sogar haßt. Die Umwelt dient als Spiegel unserer Persönlichkeit, und es gilt, die eigenen Schwächen zu erkennen und liebevoll anzunehmen, anstatt sie auf die Mitmenschen zu projizieren und bei ihnen zu verurteilen.

Einen weiteren Schwerpunkt im therapeutischen Gespräch stellt das Bemühen um eine möglichst breite Erfassung der Lebensumstände dar, wie z. B. traumatische Kindheitserlebnisse und unbewältigte Probleme der Vergangenheit und Gegenwart. Je nach körperlicher Veranlagung des einzelnen manifestieren sich seelische Störungen und Probleme dort, wo seine körperlichen Schwachpunkte liegen. Daraus erklären sich die unterschiedlichen körperlichen Symptome bei verschiedenen Menschen. Dies bestätigt von neuem,

daß bei der Heilung nicht die Behandlung des Symptoms im Vordergrund stehen soll, sondern die seelischen Ursachen und Fehlverhalten, die zur Krankheit geführt haben.
Die Blütenessenzen helfen, indem sie blockierte Lebensenergie zum Fließen bringen. Jedes unbewältigte Problem, alle Sorgen und Ängste sowie jeder Schmerz der Vergangenheit, den ein Mensch erlitten oder anderen zugefügt hat, blockieren die Lebensenergie und schwächen die Bereitschaft, sich mit schädlichen äußeren Einflüssen auseinanderzusetzen. Blütenessenzen helfen dem Menschen zu einer ganzheitlichen Sicht der Dinge und bewirken, daß er konfliktbereiter, offener und widerstandsfähiger wird. Die Blüten haben nicht die Aufgabe, psychische oder körperliche Symptome zum Verschwinden zu bringen, sondern sind Hilfsmittel zur Bewältigung dessen, was die Symptome verursacht hat.
Es war Dr. Bachs tiefe Überzeugung, daß jeder Mensch eine Bestimmung oder eine Aufgabe hat, der er sich selbst und dem Kollektiv gegenüber verpflichtet fühlt. Wenn er dieser inneren und äußeren Aufgabe nicht nachkommt, können psychische oder körperliche Erkrankungen entstehen, oder andere schwierige Ereignisse ins Leben treten. Blütenessenzen helfen dem Menschen, Körper, Seele und Geist in Einklang zu bringen, und sind eine einmalige Hilfsquelle, das zu werden, was man seinem innersten Wesen nach ist. Sie dienen als natürliche Katalysatoren für Entfaltungsprozesse des Lebens und wirken harmonisierend auf das menschliche Energiefeld. Sie bereichern und unterstützen jede andere ärztliche oder psychotherapeutische Behandlung. Sie vertragen sich mit jedem anderen Heilmittel, selbst mit Psychopharmaka. Bei der Bachblüten-Therapie handelt es sich um eine einfache und sanfte Methode. Die Mittel sind alle rein, unschädlich und frei von Nebenwirkungen.

Eine nicht richtig gewählte Essenz wird energetisch nicht angenommen und kann daher keinen Schaden bewirken. Diese Therapie bekämpft nicht das Negative im Menschen, sondern fördert sein positives Potential. Die hohen Schwingungen der verschiedenen, wild wachsenden Pflanzen, die laut Dr. Bach einer höheren Ordnung unterliegen, bewirken eine Anhebung der Schwingung des Menschen, der sie einnimmt. Dieser veränderte harmonische Zustand erleichtert die Bewältigung von Problemen und Herausforderungen des Lebens und fördert die Gesundheit.
Durch die Einnahme von Blütenessenzen kann es – wie bereits erwähnt – nicht zu Nebenwirkungen kommen. Möglicherweise entstehen »Krisen«, die schmerzhaft sein können, wenn z. B. sehr lange verdrängte Gefühle durch die Einnahme von Blütenessenzen bewußt werden. Sollte eine solche Krise ausgelöst worden sein, ist es hilfreich, zusätzlich Rescue Remedy (»Notfalltropfen«) zur Erleichterung einzunehmen. (Siehe Kapitel »Anwendung von Blütenessenzen«, Seite 183)
Die Blütenessenzen bewirken meist auch eine Öffnung für das spirituelle Wachstum. Sie sind geeignete Mittel zur Gesunderhaltung des gesamten Menschen und wirken als Präventivmedizin. Es ist dabei nicht notwendig, an die Wirkung der Essenzen zu glauben.
Dies beweist die besonders erfolgreiche Behandlung von Säuglingen und Kleinkindern, aber auch von Tieren und Pflanzen.
Doch eine wesentliche Einschränkung ist hier notwendig bzw. angebracht:

»Wenn man in unserer heutigen Zeit behauptet, daß diese Kräuter alle Krankheiten heilen können, ist es notwendig hinzuzufügen, daß dies für jene gilt, die wirklich gesund werden wollen, denn unter den

gegenwärtigen Umständen bringt Krankheit häufig Vorteile mit sich, die der Patient in manchen Fällen nicht gerne verlieren möchte. Vielleicht bringt die Krankheit Sympathie oder Aufmerksamkeit ein, oder sie erspart es ihm zu arbeiten, oder sie gibt ihm ein Mittel in die Hand, sich einer unangenehmen Pflicht zu entziehen; vielleicht bedeutet das Kranksein auch finanzielle Vorteile wie Pension, Schadensersatz oder Schmerzensgelder und so weiter. In gewissen Fällen ist es verständlich, daß manche versucht sind, an einer Behinderung oder einem Leiden festzuhalten, statt die Vorteile zu verlieren, die es ihnen bringt.«

Dr. Edward Bach: Gesammelte Werke, S. 87
Aquamarin-Verlag, Grafing 1988

Die zur Behandlung verwendeten Blüten verabreichte Dr. Bach nicht in ihrer materiellen Form. Er fand zwei Methoden, die von ihm entdeckten heilenden Schwingungen der Pflanzen auf Quellwasser zu übertragen und so »Blütenessenzen« herzustellen.[1]

Dr. Bach hat die Blütentherapie in den sieben letzten Jahren seines Lebens entwickelt und vervollständigt und damit Tausenden von Menschen geholfen. Er wurde von seinen Kollegen heftig angegriffen, man drohte ihm sogar mit Entzug seiner Zulassung. Seine eigene Konsequenz und Unbeeinflußbarkeit bewirkten jedoch, daß ihm und seiner Heilmethode kein tatsächlicher Schaden zugefügt wurde. Ungeachtet der Anfechtungen konnte er unzählige Menschen behandeln und landesweit Vorträge über seine Er-

---

[1] Eine ausführliche Anleitung zur Herstellung von Blütenessenzen ist in dem Buch von Julian und Martine Barnard »Das Bachblütenwunder«, Heyne-Verlag, zu finden.

kenntnisse halten. Diese Vorträge wurden von zahlreichen Menschen besucht und in homöopathischen Fachzeitschriften veröffentlicht. Auf Grund der großen Heilerfolge sowie des wachsenden Zulaufes von Hilfesuchenden bildete Dr. Bach zu seiner Unterstützung mehrere Laien aus. Diese mußten folgende Qualitäten mitbringen: Einfühlungsvermögen, Toleranz, Menschenkenntnis, das Bedürfnis, Menschen zu helfen, sowie einen gesunden Menschenverstand. Weiters ermutigte er immer mehr Menschen, die Blütenessenzen als Hilfe zur Selbsthilfe anzuwenden. Nach seinem Tode führten seine Mitarbeiter die Arbeit in seinem Sinne fort.

Das Heraufdämmern eines neuen Denkens und die damit verbundene Suche nach alternativen Heilmethoden verhalfen Dr. Bachs therapeutischem Ansatz zu einem weltweiten Durchbruch.

So erfüllten sich seine Sehnsucht und Vision, den Menschen Mittel und Wege anzubieten, in Eigenverantwortung den Weg zur Heilwerdung zu finden.

1
Odermennig

Agrimonia eupatoria
Agrimony

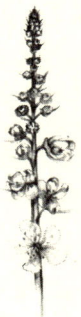

Thema:
Offenheit und innerer Friede

Die Blütenessenz fördert und unterstützt:
die Mitteilungsbereitschaft; die Fähigkeit, Gefühle und auch starke Emotionen ausdrücken zu können; Konfliktbereitschaft; Aufrichtigkeit; Tiefe, innere Ruhe.

Sie lernen:
sich ohne Maske zu zeigen; sich Ihrer verdrängten Gefühle bewußt zu werden; Ihre Verletzlichkeit weniger zu verheimlichen; das Alleinsein besser auszuhalten; innerlich ruhiger zu werden; sich anderen »zuzumuten«; weniger auszuweichen.

Wird eingesetzt bei:
allen Symptomen, die durch Verdrängung und Kompensierung entstanden sind, wie: Suchtverhalten (Eß- und Magersucht, Drogen-, Alkohol-, Arbeitssucht); Konsumzwang; Neigung, alles zu relativieren; großer Zurückhaltung; ständigem Lächeln; zu großem Harmonisierungsbedürfnis; Verheimlichung; Abspaltung des eigenen Schattens; Angst vor starken negativen Gefühlen; Oberflächlichkeit; verdrängtem Schmerz; Rastlosigkeit; Angst vor Auseinandersetzungen; Sorgen; Scheu.

Zitate

Immer, wenn du am liebsten vor dir flüchten möchtest, gehe sofort in dich hinein, denn früher oder später mußt du es ohnehin. *Hans Kruppa/Annette Grüschow*

Der erste Schritt zur Lösung eines Problems ist, jemandem davon zu erzählen. *John P. Flynn*

Wenn du hervorbringst, was in dir ist, wird das, was du hervorbringst oder ausdrückst, dich heilen.
Wenn du nicht hervorbringst, was in dir ist, vermag das, was du nicht hervorbringst, dich zu zerstören.
Aus dem Text der Gnostiker – Jesus zugeschrieben

Je mehr du von dir zeigst – desto mehr gibt es an dir zu lieben. *Game of Transformation, Findhorn*

Unser Herz ist unruhig, bis es unterwegs ist. *Reiner Frei*

In jedem Clown steckt tief verborgen ein großes Maß an Trauer. *anonym*

Es gibt keine Bewußtwerdung ohne Schmerzen.
Carl Gustav Jung

2
Espe

Populus tremula
Aspen

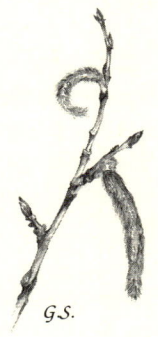

Thema:
Vertrauen – Furchtlosigkeit

Die Blütenessenz fördert und unterstützt:
Vertrauen in das Leben; Ruhe; Entspannung; besseren Schlaf; Gelassenheit; das Gefühl, sicher und geborgen zu sein; die Überwindung der Angst.

Sie lernen:
die eigenen unerklärlichen Ängste besser zu verstehen; Ihre vorhandene Sensitivität besser zu integrieren; weniger Angst vor spirituellen Themen zu haben; sich mit dem eigenen und dem kollektiven Unterbewußtsein auseinanderzusetzen; sich zu erden.

Wird eingesetzt bei:
Unerklärlichen Ängsten; Verfolgungsangst; Alpträumen; Schlafwandeln; leichten Wahnvorstellungen; Verängstigung; furchteinflößenden Phantasien; Angst vor Dunkelheit; Angst vor dunklen Mächten; Angst vor dem Numinosen; großer Sensibilität und zu großer Offenheit; Angst vor der Angst; Zwangsvorstellungen; Angst, mit seiner Angst nicht ernstgenommen und verstanden zu werden; Angst, daß etwas Schreckliches passieren könnte.

Zitate

Angst klopfte an die Tür, Vertrauen öffnete und niemand war draußen. *Chinesische Weisheit*

Was Macht hat, mich zu verletzen, ist nicht halb so stark wie mein Gefühl, verletzt werden zu können.
William Shakespeare

Man muß vor nichts im Leben Angst haben, wenn man seine Angst versteht. *Marie Curie*

Es ist schön, sagst du, Vertrauen zu haben – dann hab es doch!
Was ist die Enttäuschung – von der du nicht weißt, ob sie passiert – gegen das Gefühl, Vertrauen zu haben?
Jörn Pfennig

Wir müssen immer wieder Deiche des Mutes gegen die Flut der Angst errichten. *Martin Luther King jr.*

Die Furcht ist das Unglück, deshalb aber ist nicht Mut das Glück, sondern Furchtlosigkeit. *Franz Kafka*

Wahres Vertrauen schließt Angst aus …
schließt aber die vertrauensvolle Bitte ein. *Gitta Mallaz*

3
Rotbuche

Fagus sylvatica
Beech

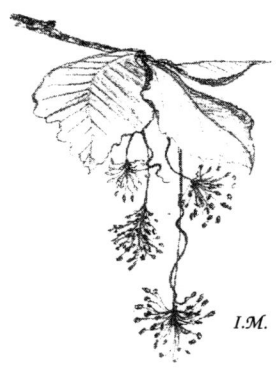

Thema: **Toleranz – Einfühlungsvermögen – Verständnis**

Die Blütenessenz fördert und unterstützt:
Toleranz; Empathie; Freundschaft; Zurückhaltung; zwischenmenschliche Beziehungen; Nachsichtigkeit; Nächstenliebe; Mitgefühl; Sanftheit; Großzügigkeit.

Sie lernen:
eigene Fehler und Schattenseiten zu sehen und zu integrieren; sich weniger bei anderen einzumischen; weniger schulmeisterlich zu sein; vermehrt das Schöne und Gute im anderen zu sehen; weniger zu verurteilen; sich zurückzunehmen; lockerer zu werden; Positives am anderen zu sehen.

Wird eingesetzt bei:
Intoleranz; starren, strengen Moralvorstellungen; Stolz; Härte; Neigung, andere rasch zu bewerten und zu verurteilen; Verständnislosigkeit; Engstirnigkeit; Zynismus; Einmischung; Neigung, über andere schlecht zu reden; Rechthaberei; Reizbarkeit; innerer Spannung; Boshaftigkeit; Kompensieren des eigenen Minderwertigkeitsgefühls durch Abwertung anderer; Mangel an Einfühlungsvermögen.

Zitate

Großer Gott, steh mir bei, daß ich über keinen Menschen urteile, bevor ich nicht zwei Wochen lang in seinen Mokassins gegangen bin. *Gebet der Sioux-Indianer*

Wenn wir selbst keine Fehler hätten, würden wir nicht soviel Vergnügen daran finden, sie an anderen zu bemerken.
La Rochefoucauld

Solange ich andere verachte und verurteile, verachte und verurteile ich auch mich. *unbekannt*

Nur der hat das Recht auf Kritik, der von Herzen hilfreich ist. *Abraham Lincoln*

Wer an das Gute im Menschen glaubt, bewirkt das Gute im Menschen. *Jean Paul*

Der Mensch fühlt sich berufen, Steine zu werfen. Er sollte sich wenigstens nicht wundern, wenn er immer nur sich selbst trifft. *Thorwald Dethlefsen*

Ein Mensch mit wenig Selbstbekenntnis sieht all das, dessen er sich innerlich nicht bewußt ist, von außen auf sich zukommen, weil er es auf seinen Nachbarn projiziert.

C. G. Jung

4
Tausendgüldenkraut

Centaurium umbellatum
Centaury

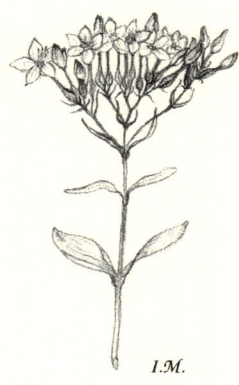

I.M.

Thema: **Durchsetzungskraft –
Abgrenzungsfähigkeit – Identität**

Die Blütenessenz fördert und unterstützt:
die Fähigkeit sich abzugrenzen; Ausdauer; Individualität; den Ablösungsprozeß von den Eltern; Ichstärke; Fähigkeit, »Nein« zu sagen; das Erwachsenwerden; die Entwicklung der Willenskräfte; Integrität.

Sie lernen:
bei sich zu bleiben; sich besser zu wehren; sich nicht ausnützen und benützen zu lassen; darauf zu vertrauen, daß Sie um Ihrer selbst willen geliebt werden, ohne ständig leisten zu müssen; den eigenen Standpunkt und die eigene Wirklichkeit zu vertreten; sich selbst und Ihre Wünsche nicht aufzugeben; konfliktfähiger zu werden; die Verantwortung sich selbst gegenüber zu übernehmen, sich »Raum« zu nehmen.

Wird eingesetzt bei:
Angst vor Autorität; Selbstverleugnung; Selbstaufgabe; Durchsetzungsschwierigkeiten; übertriebener Gutmütigkeit, Opferhaltung; Müdigkeit; Sucht nach Anerkennung; zu großer Anpassung; Neigung zu Unterwürfigkeit; Helfersyndrom; Selbstbetrug; Willensschwäche; mangelnde Abgrenzungsfähigkeit; Angst, abgelehnt zu werden; Überforderung durch zu viel Arbeit; Ohnmacht mächtigen Menschen gegenüber; Schüchternheit; Überreaktion auf Wünsche und Bedürfnisse anderer; Enttäuschung, wenn eigene, unausgesprochene Erwartungen von anderen nicht erfüllt werden.

Zitate

Alles was man gegen sein Gefühl und gegen sein inneres Wissen tut, anderen zuliebe, ist nicht gut und muß früher oder später teuer bezahlt werden. *Hermann Hesse*

Wer sich zum Lamm macht, den fressen die Wölfe.
Volksmund

Ich wollte dich nicht verlieren und bemühte mich, immer nett, immer verständnisvoll, immer attraktiv für dich zu sein. Dabei verlor ich dich und mich.
Kristiane Allert-Wybranietz

Schüttle alles ab, was dich in deiner Entwicklung hemmt, und wenn's auch ein Mensch wäre, der dich liebt, denn was dich behindert, kann keinen andern fördern.
Friedrich Hebbel

Wenn man gegen seinen Willen unter Druck gesetzt wird, sich rasch entscheiden zu müssen, antwortet man am besten mit »Nein«; denn es ist weitaus leichter, aus einem »Nein« ein »Ja« zu machen, als aus einem »Ja« ein »Nein«.
Charles Niksch

Ist die Hingabe an andere ein Deckmantel für den eigenen Hunger und die Bedürfnisse des Selbst, deren man sich schämt? Ich schämte mich immer zu nehmen, also gab ich. Das war keine Tugend, sondern eine Maske.

Anaïs Nin

Ich selbst bin verantwortlich für das, was ich dir erlaube, mit mir zu machen. *Hans Kruppa/Annette Grüschow*

5
Bleiwurz

Ceratostigma willmottiana
Cerato

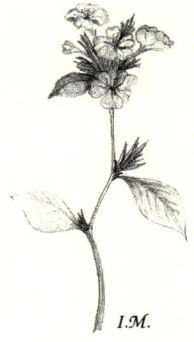

Thema:
Wendung nach innen – Intuition

Die Blütenessenz fördert und unterstützt:
das Vertrauen in die eigene Weisheit; Selbstbewußtsein; das Erspüren der individuellen Aufgabe für sich und das Kollektiv; das Erspüren und Leben der inneren Wahrheit; das Vertrauen in eigene Entscheidungen; die Unabhängigkeit von der Meinung anderer; die Verarbeitung vieler Eindrücke.

Sie lernen:
unbeeinflußbarer und kritischer gegenüber Ratschlägen anderer zu werden; Selbstverantwortlichkeit; Kontakt mit dem »inneren weisen Kind und/oder weisen Lehrer« zu finden; intensiveren Kontakt zum höheren Selbst zu bekommen; sich selbst und den eigenen Weg finden; sich auf sich selbst zu verlassen.

Wird eingesetzt bei:
Mangel an Intuition; Selbstzweifel; ständiger Ratsuche; Beeinflußbarkeit; Redseligkeit; Unsicherheit; Leichtgläubigkeit; Abhängigkeit von der Meinung von Autoritäten, Gurus, Eltern etc.; Naivität; Zweifel an sich und an den eigenen Fähigkeiten.

Zitate

Halt an! Wo läufst du hin? Der Himmel ist in dir!
Und suchst du ihn nicht dort, du fehlst ihn für und für!
Angelus Silesius

Wir Menschen suchen alle nach etwas, was uns längst gefunden hat.
Jim Morrisson

Ziel eines sinnvollen Lebens ist, den Ruf der inneren Stimme zu hören und ihm zu folgen. Der Weg wäre also, sich selbst erkennen, aber nicht über sich richten und sich ändern wollen, sondern das Leben möglichst der Gestalt anzunähern, die als Ahnung in uns vorgezeichnet ist.
Hermann Hesse

Jeder Mensch besitzt eine innere Führung – er muß nur still sein und lauschen, und er wird das rechte Wort heraushören.
Ralph Waldo Emerson

Unsere Aufgabe ist es, das zu werden, was wir sind.
Carl Gustav Jung

Die Wahrheit ist in uns selbst; sie erfährt keine Steigerung durch äußere Dinge …
In uns allen gibt es ein innerstes Zentrum, wo die Wahrheit in Fülle fortdauert.
Robert Browning

6
Kirschpflaume

Prunus cerasifera
Cherry Plum

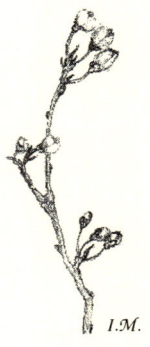

Thema: **Konstruktives Umgehen mit Aggression – Selbstkontrolle**

Die Blütenessenz fördert und unterstützt:
anstehende Entwicklungsschritte zu vollziehen; die Fähigkeit, sich innerlich zu entspannen und loszulassen; Ruhe und Gelassenheit; Selbstkontrolle.

Sie lernen:
Emotionen, die über Sie hereinbrechen, zu verstehen und zu meistern; mehr Urvertrauen zu gewinnen; Gefühle nicht aufzustauen; mit Ihrer Wut umzugehen.

Wird eingesetzt bei:
großer Verzweiflung; starker Angst, daß etwas Schreckliches passieren könnte; Gefühl von Ohnmacht, Ausgeliefertsein; Angst, den Verstand zu verlieren; Wut- und Zornausbrüchen; Angst, sich und andere zu gefährden oder jemandem etwas anzutun; Selbstmordabsicht; großem inneren Druck; starker Aggressivität bis hin zur Unberechenbarkeit; unterdrückten Gefühlen, die zu Bettnässen, Nägelbeißen, Zähneknirschen, Muskelverspannung etc. führen; dem Gefühl, »aus der Haut fahren zu wollen«; cholerischen Ausbrüchen.

Zitate

Furcht vor Wahnsinn ist meistens nichts anderes als Furcht vor dem Leben, vor den Forderungen unserer Entwicklung und unserer Triebe. *Hermann Hesse*

Die beste Mutprobe ist nicht, zu sterben, sondern zu leben.
Vittorio Alfieri

Woher kommt unser Leid? Es kommt daher, daß wir Angst hatten zu reden. Es wurde in Augenblicken geboren, als sich Dinge in uns aufstauten, über die wir vorzogen zu schweigen. *Gaston Bachelard*

Das Chaos will anerkannt werden, will gelebt werden, bis es sich in neue Ordnung bringen läßt. *Hermann Hesse*

Das Zurückhalten der Kraft ist Ursprung alles Kranken.
Evitta Mallasz

Jeder kann wütend werden – das ist leicht. Aber mit dem richtigen Menschen, im rechten Ausmaß, zur rechten Zeit, aus dem rechten Grund auf die richtige Weise wütend zu sein, das ist nicht leicht. *Aristoteles*

7
Kastanienknospe

Aesculus hippocastanum
Chestnut Bud

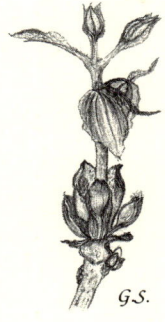

Thema: **Lernfähigkeit – Bewußtsein – Reife**

Die Blütenessenz fördert und unterstützt:
Konzentration; Aufmerksamkeit; Gründlichkeit; Beobachtungsgabe; Wahrnehmungsfähigkeit; Reaktivierung der Lernfähigkeit (spätes Studium, Reifeprüfung, Umschulungen); Verarbeitung und Integration des Gelernten.

Sie lernen:
Verhaltensweisen und alte Muster, die nicht mehr dienlich sind, zu begreifen und loszulassen; Erfahrungen zu verarbeiten und stimmigere Verhaltensweisen zu finden.

Wird eingesetzt bei:
Lernschwäche; Wiederholen von Fehlern, ohne aus diesen zu lernen; Langsamkeit im Begreifen; Unbelehrbarkeit; Verdrängung; Unaufmerksamkeit; Therapieresistenz; Rückfällen; Lernblockaden; Schulproblemen; Schwerfälligkeit; Eigenwilligkeit; Unbeholfenheit; geistige und/oder körperliche Behinderung; Gedächtnislücken; Zerstreutheit; Koordinationsschwierigkeiten; zwanghaftem Wiederholen von bereits Gesagtem; während schwieriger Lern- und Studienphasen.

Zitate

Es kommt alles wieder, was nicht bis zu Ende gelitten wird.
Hermann Hesse

Wer nicht merkt, daß es dunkel ist, sucht kein Licht.
Phil Bosman

Fehler gehören zum Leben. Was zählt, ist, wie man auf Fehler reagiert. *Nikki Giovanni*

Wir werden siegreich sein, solange wir nicht vergessen haben, wie man lernt. *Rosa Luxemburg*

Lernen ist wie Rudern gegen den Strom. Sobald man aufhört, treibt man zurück. *Benjamin Britten*

Wir rennen unbekümmert in den Abgrund, nachdem wir irgend etwas vor uns hingestellt haben, das uns hindern soll, ihn zu sehen. *Blaise Pascal*

Jeder Fehler bringt die Menschheit einen Schritt weiter, denn man lernt, ihn in Zukunft zu verhindern.
Thornton Wilder

8
Wegwarte

Cichorium intybus
Chicory

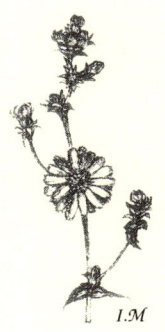

Thema:
Liebe ohne Bedingung – Loslassen

Die Blütenessenz fördert und unterstützt:
das Loslassen; die bedingungslose Liebe; die Liebesfähigkeit; zwischenmenschliche Beziehungen; den Ausgleich zwischen Geben und Nehmen; Uneigennützigkeit; das Selbstwertgefühl; gesunde Distanz.

Sie lernen:
Kindern, Partnern, Eltern, Freunden persönliche Freiheit zu gewähren; sich zurückzunehmen; sich nicht einzumischen; anderen keine Schuldgefühle zu vermitteln; zu erkennen, daß Sie Liebe und Zuneigung nicht erzwingen können; darauf zu vertrauen, daß Sie um Ihrer selbst willen geliebt werden und nicht um Ihrer Leistung willen; zu erkennen, daß Sie nur behalten können, was Sie loslassen.

Wird eingesetzt bei:
Egoismus, Fixierung auf Partnerschaft; Angst, verlassen zu werden; »Klammern« in Beziehungen; verpflichtendem Schenken; Unfähigkeit, allein zu sein; dem Bedürfnis, sich unentbehrlich zu machen; Märtyrerhaltung; Flucht in Krankheit, um andere an sich zu binden; hohen Erwartungen an die Dankbarkeit anderer; häufigem Kritisieren; fixen Bildern und Vorstellungen und der Erwartung, daß andere diese erfüllen; gefühlsmäßiger Erpressung und Manipulation; dem Gefühl, schlecht behandelt zu werden; Hysterie.

Zitate

Daß ein Mensch den, den er liebt, nicht bekommen und für sich allein haben kann, ist das häufigste aller Schicksale, und damit fertig zu werden heißt: den Überschuß an Leidenschaft und Hingabe, den man für seine Liebe hat, diesem Objekt entziehen und sie anderen Zielen zuzuwenden: der Arbeit, der Mitarbeit im Sozialen, der Kunst. Dies ist der Weg, auf dem Ihre Liebe fruchtbar und sinnvoll werden kann. Das Feuer, an dem Sie jetzt nur das eigene Herz verbrennen lassen, ist nicht nur Ihr Eigentum, es gehört der Welt, der Menschheit, und wird aus Qual zu Freude werden, wenn Sie es fruchtbar werden lassen. *Hermann Hesse*

Wir müssen loslassen lernen, es ist die große Lektion des Lebens. *Julie Schlosser*

Die schönste Schlingpflanze kann den stärksten Baum umbringen, sie braucht ihn nur jahrelang unablässig zu umarmen. *Phil Bosman*

Wer etwas losläßt, hat zwei Hände frei. *H. Walters*

Wenn man Liebe nicht bedingungslos geben und nehmen kann, so ist es nicht Liebe, sondern ein Handel.
Emma Goldmann

Das Schwerste in der Liebe ist – dem geliebten Menschen absolute Freiheit zuzugestehen. *Zenta Maurina*

Wenn man begriffen hat, daß Lieben wichtiger ist als Geliebtwerden, ergibt sich das Geliebtwerden ganz von selbst.
Jörn Pfennig

9
Gemeine Waldrebe

Clematis vitalba
Clematis

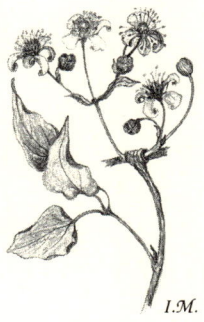

Thema: **Wachheit – Lebendigkeit – Motivation – Erdung**

Die Blütenessenz fördert und unterstützt:
im Hier und Jetzt sein zu können; die Konzentrationsfähigkeit; das Interesse am Alltag; Wachheit und Vitalität; die Motivation, für sich selbst hilfreiche Dinge zu tun.

Sie lernen:
Das Umsetzen von Visionen, Träumen und Begabungen; nicht ständig an die Zukunft und bessere Zeiten zu denken; sich selbst besser zu spüren; Eigenverantwortung zu übernehmen; zu handeln, anstatt zu träumen; mit beiden Beinen auf der Erde zu stehen; zu sehen, was die Gegenwart zu bieten hat; realitätsbezogener zu werden; Selbstdisziplin; Ordnung.

Wird eingesetzt bei:
dem Gefühl, weit weg zu sein; Zerstreutheit; Gleichgültigkeit; Lustlosigkeit; Ohnmachtsneigung, die man einsetzt, um einer Schwierigkeit auszuweichen; geistiger Abwesenheit; dem Gefühl, zu schweben; Abgehobenheit; Realitätsferne; Vergeßlichkeit – Unaufmerksamkeit; Desinteresse; Mangel an Disziplin; Flucht in Tagträumereien und Phantasien; Apathie; Flucht in den Schlaf.

Zitate

Wer seine Träume verwirklichen will, muß wach sein.
Michael Pfleghar

Wer auf der Erde steht, kann nicht aus allen Wolken fallen.
Hellmut Walter

Unsere oberste Aufgabe ist nicht, zu erkennen, was in vager Ferne ist, sondern zu tun, was klar auf der Hand liegt.
Thomas Carlyle

Es gibt ein HIER und JETZT und keinen anderen Ort, wo du hingehen kannst. *unbekannt*

Freiheit bedeutet Verantwortung. Deshalb wird sie von den meisten Menschen gefürchtet. *George Bernard Shaw*

Wenn wir mit uns und dem Leben zurechtkommen wollen, bedarf es einer permanenten Anstrengung.
Robert J. White

Ich denke niemals an die Zukunft – sie kommt früh genug.
Albert Einstein

10
Holzapfelblüte

Malus pumila
Crab Apple

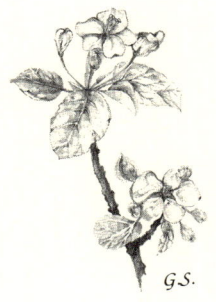

Thema:
Selbstliebe – Reinigung

Die Blütenessenz fördert und unterstützt:
Selbstachtung; Selbstzufriedenheit; das Annehmen der eigenen äußeren Erscheinung; das Loslassen von negativen Gedanken; die uns innewohnende Heilkraft; die Traumfähigkeit; die körperliche, geistige und seelische Gesundheit; Nachsichtigkeit mit sich selbst.

Sie lernen:
den eigenen Schatten kennen und zu integrieren; Unvollkommenheit zu ertragen; eine Brücke herzustellen zwischen Ihren Idealen und Ihrer Realität; von sich selbst weniger zu fordern.

Wird eingesetzt bei:
zu hohen Idealen; zu großem Anspruch an sich selbst; dem Gefühl, unrein zu sein; Selbsthaß; Selbstverneinung; Schwierigkeiten, die Sexualität als etwas Natürliches zu betrachten; hohem Ordnungssinn (Putzwut); Pedanterie; Angst vor Krankheitserregern (Waschzwang); hohen Moralvorstellungen; Perfektionismus; Angst, mit einem Makel behaftet zu sein; Reinigungsprozessen wie Fasten, Therapien …

Zitate

Wer seine Unzulänglichkeiten bejaht und sie als Faktor anerkennt, wird sie überwinden. *Albertus Magnus*

Der einzelne mag nach Perfektion streben, aber um seiner Vollständigkeit willen muß er am Gegenteil seiner Absichten leiden. *C. G. Jung*

Je weniger wir uns vor unserer eigenen Phantasie scheuen, die im Wachen und Traum uns zu Verbrechern und Tieren macht, desto kleiner ist die Gefahr, daß wir in der Tat und Wirklichkeit an diesem Bösen zugrunde gehen. *Hermann Hesse*

Der unnötige Kampf um unsere äußere Erscheinung, um die Maske – um all diese abstoßenden Versuche, perfekt zu sein –, raubt uns die Kraft. *Robin Worthington*

Ohne Liebe zu sich selbst ist auch die Nächstenliebe unmöglich. Der Selbsthaß ist genau dasselbe und erzeugt am Ende dieselbe grausige Isoliertheit und Verzweiflung wie der grelle Egoismus. *Hermann Hesse*

Man wird nicht dadurch erleuchtet, daß man sich Lichtgestalten vorstellt, sondern durch Bewußtmachung der Dunkelheit. *Carl Gustav Jung*

11
Ulme

Ulmus procera
Elm

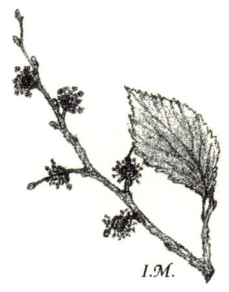

Thema:
Zutrauen, Mut und Zuversicht

Die Blütenessenz fördert und unterstützt:
das Vertrauen in die eigene Leistungsfähigkeit; Kraftzuwachs; Selbstsicherheit; Mut; Ausdauer; Nachsicht mit sich selbst; Selbstvertrauen; Unerschütterlichkeit; das maßvolle Übernehmen von Verantwortung.

Sie lernen:
auf Hilfe zu vertrauen; sich loszulassen und einzugestehen, daß Sie nicht immer Außergewöhnliches leisten können und müssen; Ihre aktive und passive Seite gleichermaßen anzunehmen und den Sinn in der Blockierung zu sehen; sich weniger aufzubürden.

Wird eingesetzt bei:
Überforderung; Unzufriedenheit mit sich selbst; kurzfristiger Entmutigung oder dem Gefühl, zu versagen; Blockaden; Prüfungsängsten; dem plötzlichen Gefühl, einer Aufgabe nicht gewachsen zu sein; kurzfristiger Kraftlosigkeit; Verzagtheit; Zweifel an sich und an der eigenen Leistungskraft; Gefühl von Unzulänglichkeit.

Zitate

Fürchte dich nicht, langsam zu gehen, fürchte dich nur, stehen zu bleiben.
Chinesisch

Das Annehmen seiner vorübergehenden Unlust ist die Grundlage zu deren Veränderung.
anonym

Beschränkte Erwartungen führen zu beschränktem Erfolg.
Susan Laurson Willig

Herr, bewahre mich vor dem naiven Glauben, es müsse im Leben alles glatt gehen. Schenke mir die nüchterne Erkenntnis, daß Schwierigkeiten, Niederlagen, Mißerfolge und Rückschläge eine selbstverständliche Zugabe zum Leben sind, durch die wir wachsen.
Antoine de Saint-Exupéry

Hebt man den Blick, so sieht man keine Grenzen.
unbekannt

12
Bitterer Enzian

Gentiana amarella
Gentian

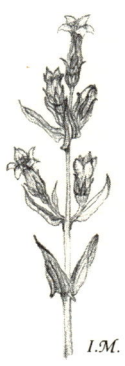

Thema: **Mut – Glaube – Gottvertrauen – Erleichterung**

Die Blütenessenz fördert und unterstützt:
den Glauben; die Ausdauer; die positive Auseinandersetzung mit Trauer, Schicksalsschlägen und anderen Krisen; das Vertrauen, daß wir unsere eigene Realität schaffen und nicht zufällige Opfer des Schicksals sind; Optimismus und Heiterkeit; heiteren Mut und Zuversicht.

Sie lernen:
große Herausforderungen zu meistern; fixe Vorstellungen loszulassen und Schwierigkeiten als Lernchancen zu erkennen; ausdauernder zu werden; positiv zu denken.

Wird eingesetzt bei:
Enttäuschung; Kleinmütigkeit; Selbstzweifel; Entmutigung; Zweifel; übersteigertem Intellekt; Verzagtheit; Negativität; Niedergeschlagenheit; Mangel an Ausdauer; Rückschlägen (bei Krankheit, in der Schule, im therapeutischen Prozeß und bei allgemeinen Aufgaben); großen schulischen Mißerfolgen; Mangel an Selbstvertrauen; negativen Erwartungshaltungen; Skepsis; Zynismus; Depression bekannter Ursache.

Zitate

Kränkungen haben oft seltsame Folgen. Die verletzte Auster bildet die Perle ... *unbekannt*

Traue deinen Krisen! Sie werden dich verändern!
Reiner Frei

Wer erwartet, daß das Leben auf seine Erwartungen zugeschnitten wird, ist anfällig für Enttäuschungen.
anonym

Ich bin oft müde und ohne Glauben und Mut, aber ich glaube, man muß die Zustände nicht eigentlich bekämpfen, sondern sich ihnen überlassen, einmal weinen, einmal gedankenlos brüten, und nachher zeigt sich, daß die Seele inzwischen doch gelebt hat und irgend etwas in einem vorwärtsgegangen ist. *Hermann Hesse*

Unsere Zweifel sind Verräter. Sie bringen uns um den Gewinn, der schnell verloren, wenn Angst uns hindert am Versuchen. *William Shakespeare*

Wahrscheinlich hilft nichts einem Menschen mehr, Schwierigkeiten zu überwinden oder zu ertragen, als das Bewußtsein, eine Aufgabe im Leben zu haben. *Viktor Frankl*

Es ist ein Gesetz im Leben: Wenn sich eine Tür vor uns schließt, öffnet sich dafür eine andere. Die Tragik jedoch ist, daß man meist nach der geschlossenen Tür blickt und die geöffnete nicht beachtet. *André Gide*

13
Stechginster

Ulex europaeus
Gorse

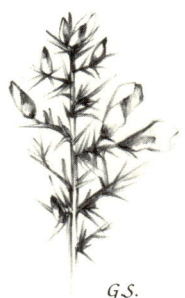

Thema:
Hoffnung

Die Blütenessenz fördert und unterstützt:
den Lebensmut und Glauben; die Hoffnung auf Genesung; Freude und Sorglosigkeit; Vertrauen in das Leben; Hoffnung in bezug auf alle Probleme und Sehnsüchte; geistige und seelische Gesundheit; den Glauben an angewandte Behandlungsmethoden; die Hoffnung auf eine erfüllte Partnerschaft, Ehe; positive Gedankenkraft.

Sie lernen:
Krankheiten, Schwierigkeiten und Schicksalsschläge als Lernchancen anzusehen und mehr Vertrauen in die göttliche Führung Ihres Lebens zu gewinnen; sich nicht aufzugeben; aktiv etwas zu Ihrem Genesungsprozeß beizutragen.

Wird eingesetzt bei:
großer Hoffnungslosigkeit sowie Sorge, nicht mehr gesund zu werden; Hoffnungslosigkeit in bezug auf die Möglichkeit, ein Kind zu bekommen; Verzweiflung; mangelnder Motivation; Gefühl der Sinnlosigkeit; Schulproblemen aufgrund von Hoffnungslosigkeit; Resignation; Kraftlosigkeit; schwachem Lebensimpuls.

Zitate

Wir hoffen immer, und in allen Dingen ist es besser zu hoffen als zu verzweifeln. Wenn wir wieder mit echtem Gottvertrauen zurückkehren, dann wird für Furcht kein Platz mehr in unserer Seele sein.

Johann Wolfgang von Goethe

Fallen ist weder gefährlich noch eine Schande. Wir fallen jedoch nicht, um liegen zu bleiben, sondern um aufzustehen, wieder und wieder. *Konrad Adenauer*

Es gibt kein Problem, welches Hoffnung und Vertrauen nicht lösen könnte. *Ein Kurs in Wundern*

Jeder hat sein Glück unter den Händen wie der Künstler eine rohe Materie, die er zu einer Gestalt umbilden will.

Johann Wolfgang von Goethe

Hoffnung ist der Inhalt des Wartens. Die Kunst des Wartens besteht darin, die Zeit des Wartens, anstatt sie verloren zu geben, seinem Leben hinzuzugewinnen. *Peter Baum*

Nur wer an Wunder glaubt, ist ein Realist.
David Ben Gurion

Die Hoffnung dient dazu, uns das Leben zu erwärmen, zu erhellen. *La Rochefoucauld*

14
Heidekraut

Calluna vulgaris
Heather

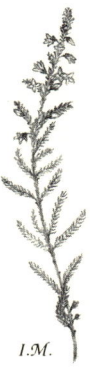

Thema:
Beziehungsfähigkeit – Zuhören

Die Blütenessenz fördert und unterstützt:
Distanz und Zurückhaltung; bessere zwischenmenschliche Beziehungen; das Lernen von Verzicht; den Ausgleich zwischen Nehmen und Geben; Selbstverantwortlichkeit.

Sie lernen:
sich Liebe nicht erzwingen zu wollen; sich zurückzunehmen; mit sich allein sein zu können; anderen Raum zu geben, sie loszulassen; zuzuhören; sich selbst mehr zu lieben; sich weniger als »bedürftiges Kleinkind« zu verhalten; sich in sich selbst geborgen zu fühlen.

Wird eingesetzt bei:
Einsamkeit; übertriebener Gesprächigkeit; Angst, nicht geliebt zu werden; Hunger nach Zuwendung; Distanzlosigkeit; Anhänglichkeit; großer seelischer Not; Redezwang; Desinteresse an anderen; dem Drang, im Mittelpunkt stehen zu wollen; ständigem Sprechen über sich, seine Krankheiten und Probleme; Zwanghaftigkeit; Hypochondrie; Selbstsucht, Opferhaltung; Selbstmitleid; Mangel an Einfühlungsvermögen; der Neigung, andere durch eine fordernde Haltung auszulaugen; Ichbezogenheit.

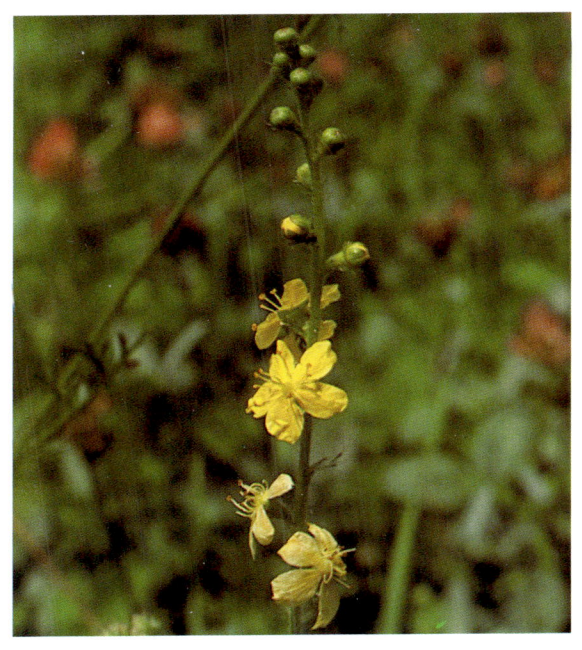

1 Odermennig

Agrimony - Agrimonia eupatoria

Offenheit und innerer Frieden

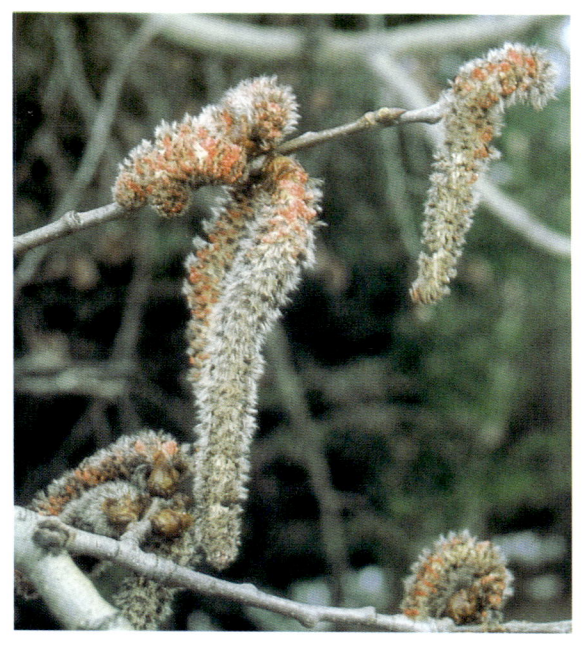

2   Zitterpappel

Aspen - Populus tremula

Vertrauen - Furchtlosigkeit

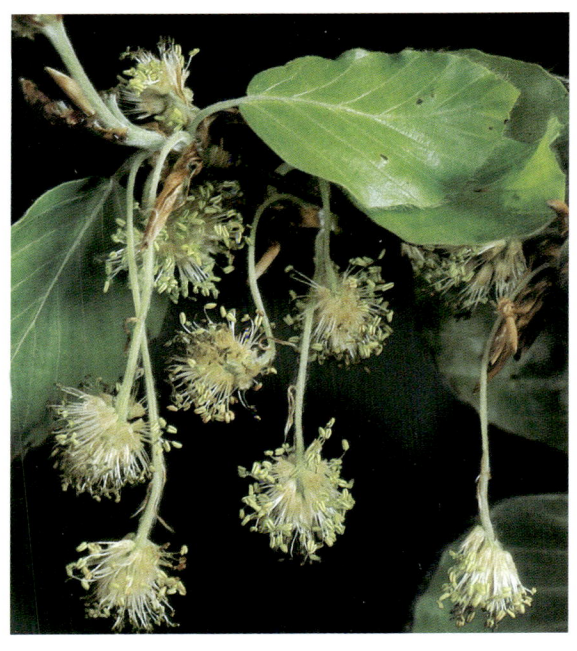

3 Rotbuche

Beech - Fagus sylvatica

Toleranz und Einfühlungsvermögen

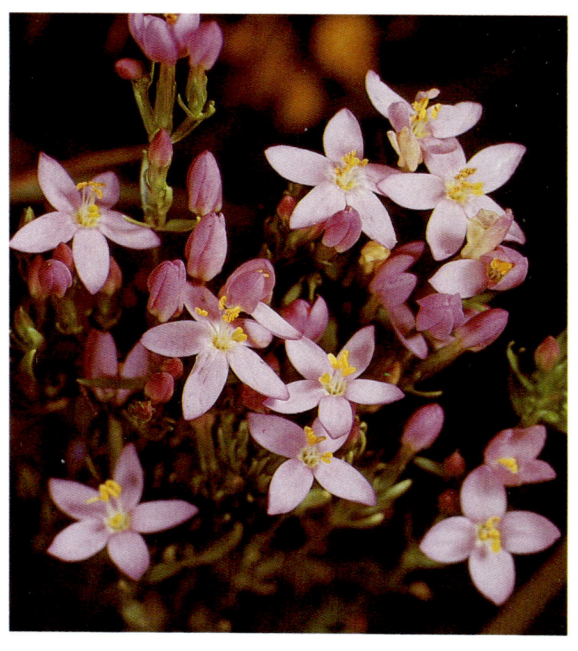

4 Tausendgüldenkraut

Centaury - Centaurium umbellatum

Durchsetzungskraft
Abgrenzung

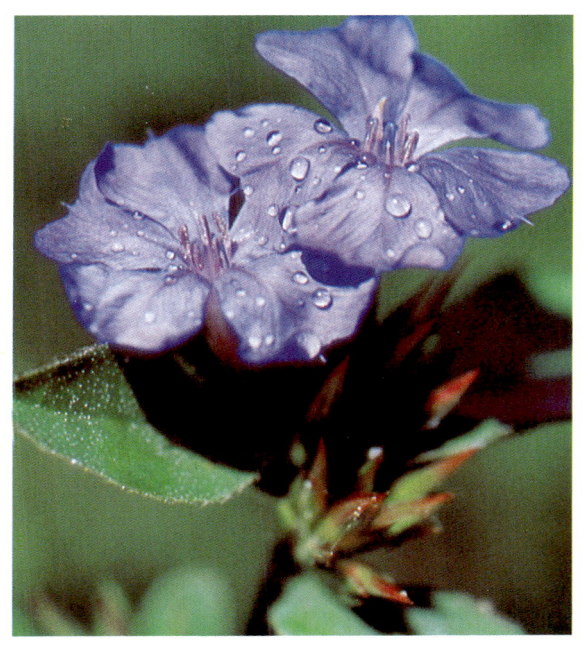

5 Bleiwurz

Cerato - Ceratostigma willmottiana

Intuition
Wendung nach innen

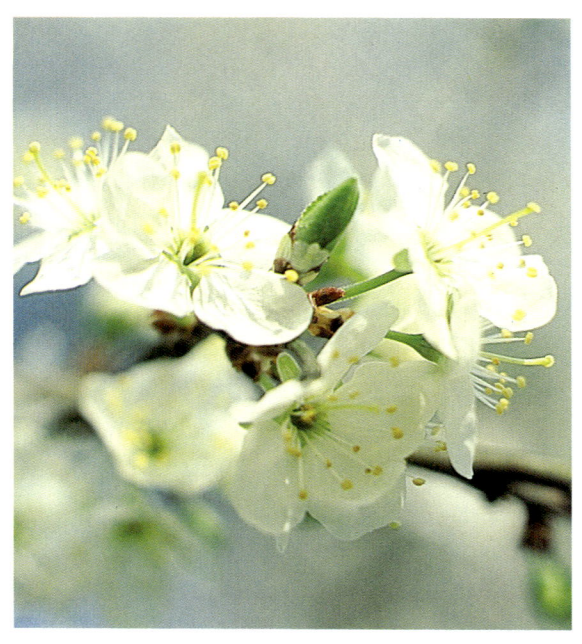

6 Kirschpflaume

Cherry Plum - Prunus cerasifera

Konstruktives Umgehen
mit Aggressionen - Loslassen

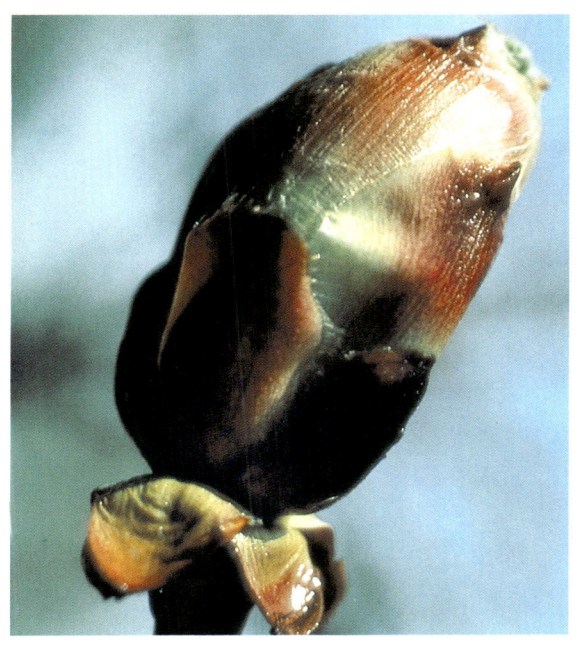

7 Kastanienknospe

Chestnut Bud - Aesculus hippocastanum

Lernfähigkeit

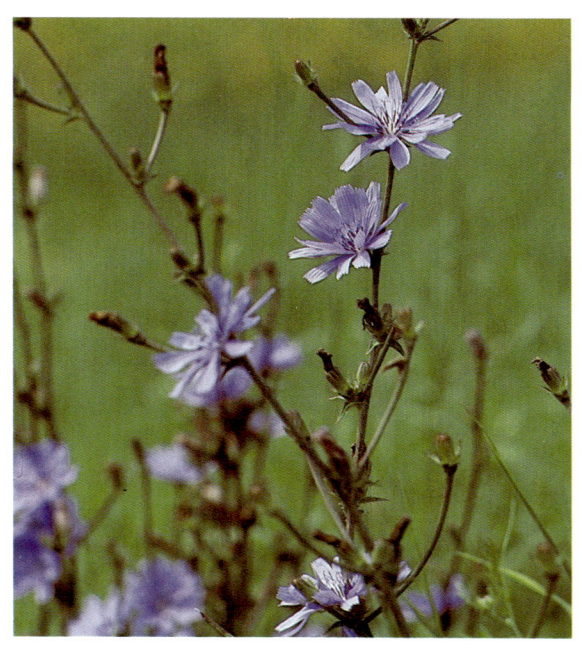

8 Wegwarte

Chicory - Cichorium intybus

Loslassen
Bedingungslose Liebe

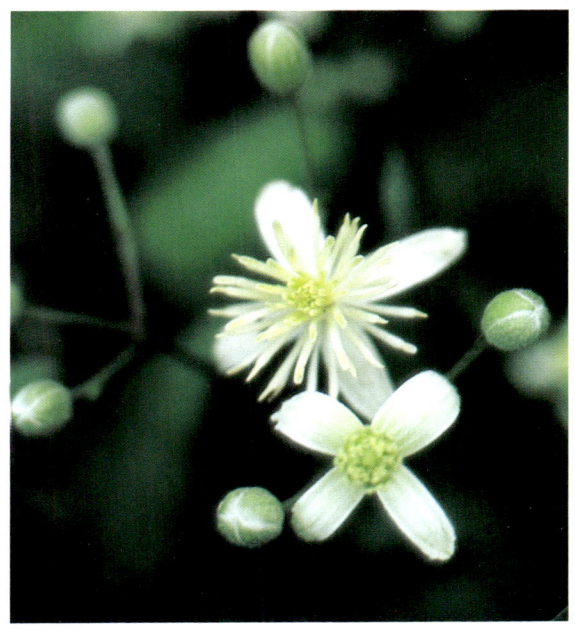

9 Gemeine Waldrebe

Clematis - Clematis vitalba

Wachheit und Lebendigkeit
Motivation

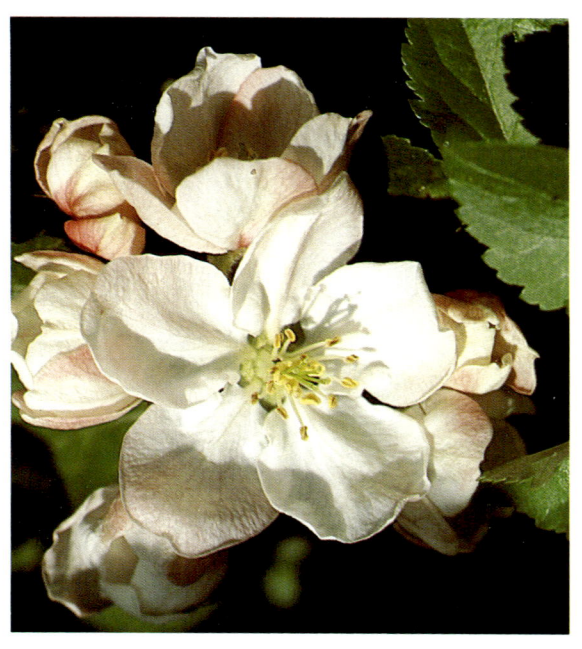

10 Holzapfelblüte

Crab Apple - Malus pumila

Selbstliebe - Reinigung

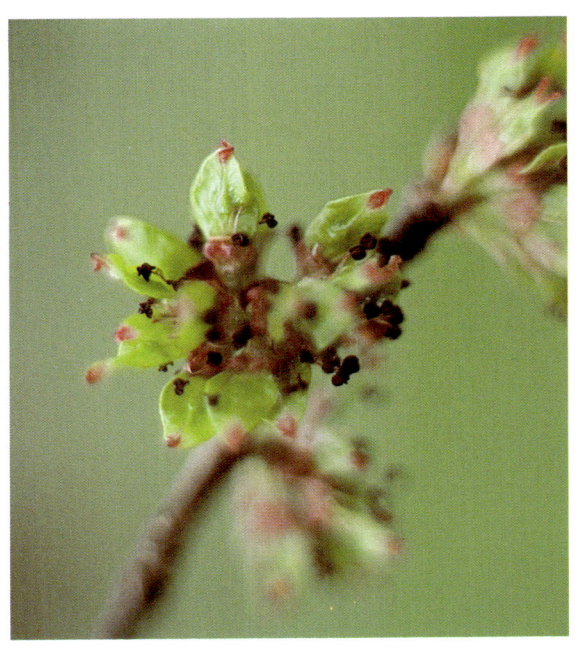

11 Ulme

Elm - Ulmus procera

**Zuversicht - Zutrauen
Mut**

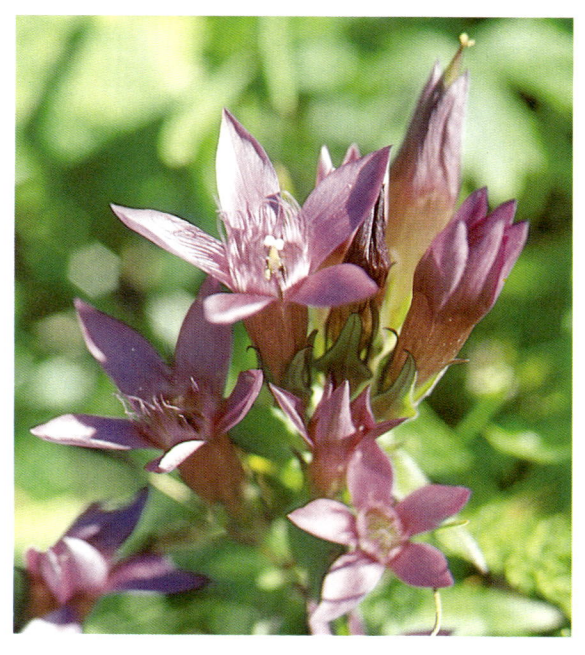

12   Bitterer Enzian

Gentian - Gentiana amarella

**Glaube - Gottvertrauen
Mut und Ausdauer**

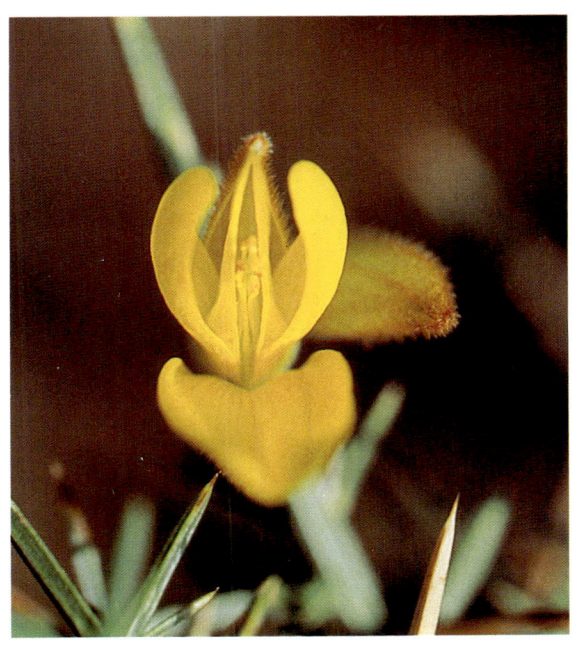

13 Stechginster

Gorse - Ulex europaeus

Hoffnung

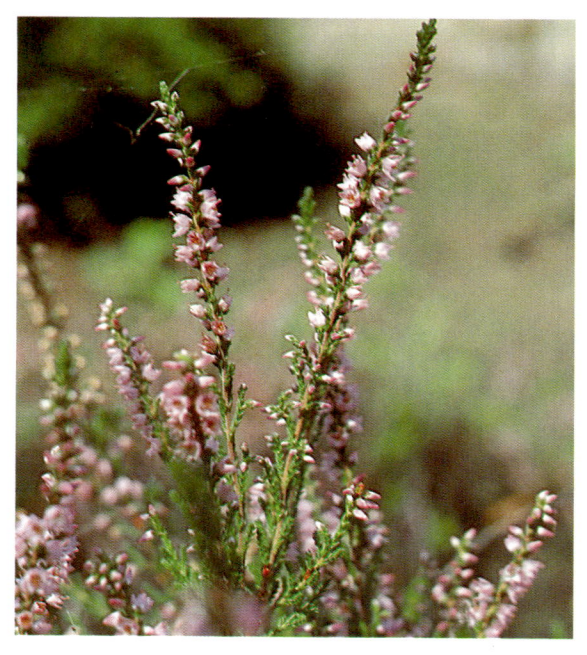

14 Heidekraut

Heather - Calluna vulgaris

Beziehungsfähigkeit
Zuhören

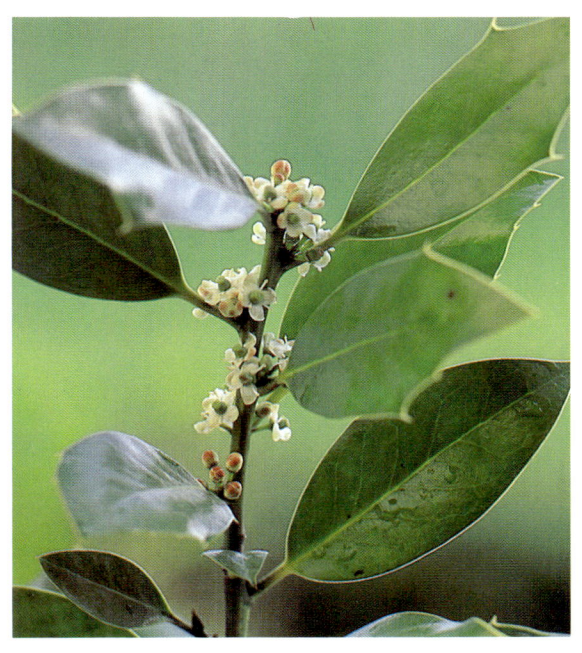

15 Stechpalme

Holly - Ilex aquifolium

Liebe und Vertrauen

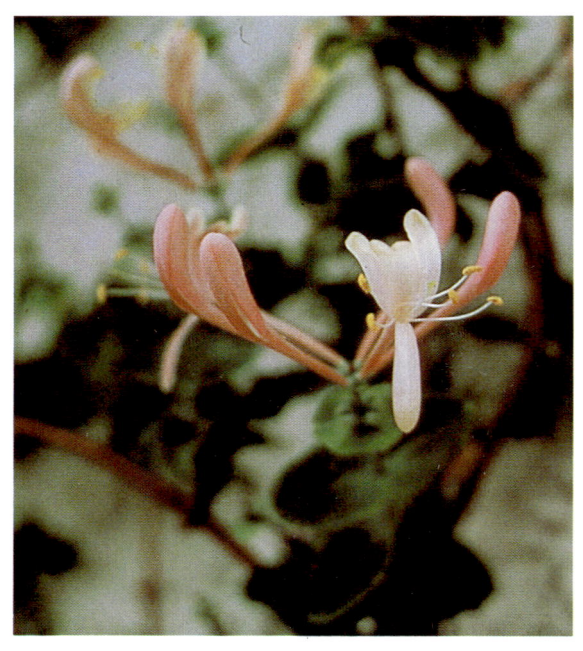

16   Geißblatt

Honeysuckle - Lonicera caprifolium

Loslassen der Vergangenheit

Zitate

Ich suche das, was du mir geben kannst. Ich brauche es, weil es mir fehlt. Aber dann merke ich, daß ich in mir finden muß, was ich bei dir suche. Nur so werde ich ein reifer Mensch. Ich kann dich nicht für mein Glück verantwortlich machen.
Ulrich Schaffer

Wenn wir danach streben, geliebt zu werden, ja, wenn wir es erwarten, können wir es nicht erreichen; wir werden dadurch zu abhängigen, fordernden Menschen, nicht jedoch zu wahrhaft liebenden.
M. Scott Peck

Einsamkeit ist der Weg, auf dem das Schicksal den Menschen zu sich selber führen will.
Hermann Hesse

Jemand, der sich ständig in seinen Gefühlen verletzt fühlt, ist ein so angenehmer Gefährte wie ein Kieselstein in einem Schuh.
Elbert Hubbart

»Liebe mich!« möchte ich dir sagen und weiß doch, daß keine Knospe sich öffnet, stehe ich vor ihr und befehle »Blühe!«.
Kristiane Allert-Wybranietz

Auf jemanden zu warten und zu hoffen, daß er mein Leben reicher, erfüllter, befriedigender macht, läßt mich mir selbst ganz fremd werden. *Kathleen Tierney Andrus*

Die ständige Sorge um seine Gesundheit ist auch eine Krankheit. *Plato*

15
Stechpalme

Ilex aquifolium
Holly

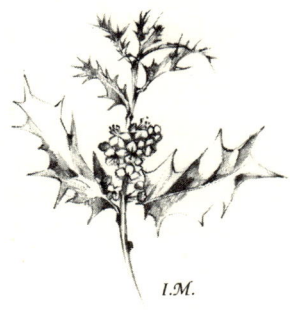

Thema:
Liebe und Vertrauen

Die Blütenessenz fördert und unterstützt:
Nächstenliebe; Liebesfähigkeit; das Vertrauen, daß das Leben für alle genug bereit hält; Verständnis für andere; bessere Beziehungen unter Geschwistern; Zuneigung; Freundschaft; Harmonie; Herzensgüte; Mitgefühl; soziale Beziehungen.

Sie lernen:
konstruktiv zu streiten; mit anderen zu teilen; liebevolles Verhalten; weniger gekränkt zu reagieren; ihr Herz zu öffnen; die Bedürfnisse anderer wahrzunehmen; sich zu entspannen.

Wird eingesetzt bei:
Eifersucht; Neid, Ärger; Ichbezogenheit; Haßgefühlen; Geiz; Rivalität; Wut; Ressentiments; Aggressivität; Widerstand; Destruktivität; Verhärtung; negativen Gefühlen; Liebeskummer; Groll; Selbstsucht; Zorn, Gewalttätigkeit; besitzergreifender Persönlichkeitsstruktur; Streitsucht; Schadenfreude, Verächtlichkeit; Neigung zu starken Projektionen; Mißtrauen; dem Gefühl, ungeliebt zu sein; dem Gefühl, daß andere bevorzugt werden.

Zitate

Wie anstrengend ist es, böse zu sein. *Bertolt Brecht*

Es gibt keine größere Kraft als die Liebe. Sie überwindet den Haß wie das Licht die Finsternis. *Martin Luther King*

Wenn wir einen Menschen hassen, so hassen wir in seinem Bild etwas, was in uns selber sitzt. Was nicht in uns selber ist, das regt uns nicht auf. *Hermann Hesse*

Liebe verausgabt sich nicht. Je mehr du gibst, desto mehr bleibt dir. *Antoine de Saint-Exupéry*

Wer über Rache sinnt, hält seine eigenen Wunden offen. *Francis Bacon*

Dadurch, daß man eine Person haßt oder sich über eine Sache ärgert, entsteht eine starke emotionale Bindung an sie, ein Band, das härter ist als Stahl. *Catherine Ponder*

Man sieht nur mit dem Herzen gut; das Wesentliche ist für das Auge unsichtbar. *Antoine de Saint-Exupéry*

16
Geißblatt

Lonicera caprifolium
Honeysuckle

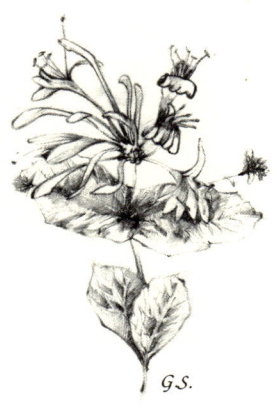

Thema: **Loslassen der Vergangenheit – Leben in der Gegenwart**

Die Blütenessenz fördert und unterstützt:
das Abschütteln von Vergangenem; das Loslassen von früheren Beziehungen, Mustern und überholten Botschaften; das vertrauensvolle Hineingehen in die Zukunft.

Sie lernen:
im Hier und Jetzt zu leben; die Vergangenheit nicht zu glorifizieren; traumatische Erlebnisse und Zeiten hinter sich zu lassen; alte Glaubensgrundsätze aufzugeben; die Erfahrungen der Vergangenheit zu integrieren; loszulassen von Beziehungen, Jobs, Wohnung etc.; der Vergangenheit zu verzeihen.

Wird eingesetzt bei:
Nostalgie; Flucht in die Vergangenheit; Heimweh – vor allem bei Kindern; Ausweichen vor der Realität der Gegenwart; Sehnsucht nach Vergangenem (Nostalgie); Glorifizierung der Vergangenheit; Starre; Übersiedlung; nach Trennungen von Partnern; Pensionierung; Einstieg in den Kindergarten, Schule etc.; wenn zu sehr an dem vergangenen Zustand festgehalten wird.

Zitate

Vergangenem nachtrauern heißt Gegenwärtiges versäumen. *griechisch*

Schöne Tage – nicht weinen, daß sie vergangen, sondern lächeln, daß sie gewesen. *Rabindranath Tagore*

Wie kann ich die Zukunft lieben, wenn ich der Vergangenheit nicht verziehen habe? *Reiner Frei*

Auch ein Schritt rückwärts kann unvorsichtig sein.
Wieslaw Brudzinski

Errette deine Seele und sieh nicht hinter dich.
1 Mo 19,17; Aufforderung des Engels an Lot, Sodom zu verlassen

Gewöhnung verewigt nach rückwärts. *unbekannt*

Der Mensch schaut dem Entschwundenen nach und vergißt leicht das, was er noch *hat*. *Ludwig Hohl*

17
Hainbuche

Carpinus betulus
Hornbeam

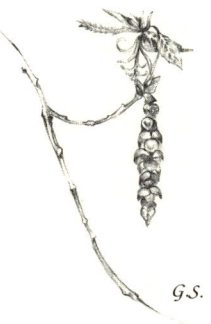

Thema:
Freude – Vitalität – Wachheit

Die Blütenessenz fördert und unterstützt:
Heiterkeit; Lebendigkeit; Freude am Alltag; Interesse am Leben; Schwung; Kraft; Munterkeit; die geistige Frische; die Bereitschaft, sich dem Alltag zu stellen; die Verbindung von Herz und Verstand; die Kreativität; Zufriedenheit.

Sie lernen:
den Tag freudig zu beginnen; etwas zu verändern, wenn der Alltag zu monoton geworden ist; die täglichen Verpflichtungen zu meistern; Ihre Aufgabe zu finden; körperliche Bedürfnisse besser zu spüren und zu erfüllen.

Wird eingesetzt bei:
Unzufriedenheit; Lustlosigkeit, vor allem morgens; geistiger Müdigkeit; Überforderung; Erschöpfungszuständen; Langeweile; Frustration; einseitiger Lebensführung; Müdigkeit; Belastung; Schwäche; bei Unlust, sich zu bewegen; Zweifel an der eigenen Leistungsfähigkeit; Überbetonung des Intellekts; Mangel an Kreativität; dem Gefühl, seinen täglichen Pflichten nicht mehr nachkommen zu können.

Zitate

Also sprach Zarathustra: Seit es Menschen gibt, hat der Mensch sich zu wenig gefreut. Das allein, meine Brüder, ist unsere Erbsünde!
Friedrich Nietzsche

Wenn ihr Trauben mit Widerwillen keltert, träufelt ihr Abneigung in den Wein.
Khalil Gibran

Wer sein Verhalten in einem scheinbar unwichtigen Bereich verändert, kann damit andere Bereiche berühren und plötzlich viel in Bewegung bringen und verändern.
Jean Baer

Suchen Sie mit allen Kräften eine Ihnen gemäße Lebensform, auch wenn Sie alle »Pflichten« darüber versäumen. Die Pflichten beziehen einen großen Teil ihrer Heiligkeit, wenn nicht die ganze, aus einem Mangel an Mut im Kampf um ein Privatleben.
Hermann Hesse

Der Künstler bietet ein großes Beispiel. Er vergöttert seine Arbeit: köstlicher Lohn ist ihm die Freude, sie recht zu machen. Die Menschheit wird erst glücklich sein, wenn alle Menschen Künstlerseelen haben werden, das heißt, wenn allen ihre Arbeit Freude macht, wenn alle ihrem Leben einen Inhalt geben!
Auguste Rodin

Wenn ich nicht jeden Tag Zufriedenheit in mir verspüre,
Dankbarkeit meinem Dasein gegenüber, lebe ich falsch.
Hans Kruppa

18
Drüsentragendes Springkraut

Impatiens glandulifera
Impatiens

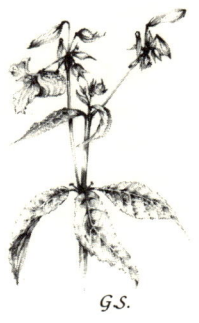

Thema:
Geduld – Zeit – Innere Ruhe

Die Blütenessenz fördert und unterstützt:
Innere Ruhe und Gelassenheit; ein besseres Umgehen mit der zur Verfügung stehenden Zeit; Geduld mit sich selbst und anderen; Nachsicht mit dem langsameren Tempo anderer; Zurückhaltung; Behutsamkeit; den liebevolleren Umgang mit Gegenständen.

Sie lernen:
bei sich zu bleiben; sich und anderen Zeit zu lassen; ein liebevolleres Umgehen mit sich und anderen; langsamer zu werden; die Ursachen Ihrer Ungeduld besser zu verstehen; mehr in die Tiefe anstatt in die Breite zu leben; besser genießen zu können.

Wird eingesetzt bei:
großer Ungeduld; enormem Tempo; schnellem Sprechen, Essen, Gehen und Handeln; Übereilung von Entschlüssen; Hektik; innerer Unruhe; Zerstreutheit; Reizbarkeit; Druck; Fahrigkeit; Streß; Rast- und Ruhelosigkeit; Neigung zur Flucht vor sich selbst; Hyperaktivität; Angst, etwas zu versäumen; chaotischer Energie; großer Anspannung; Erschöpfung; Nervosität; Wutausbrüchen; Jähzorn; Grausamkeit; dem Gefühl, »aus der Haut fahren« zu wollen; Impulsivität; Zappeligkeit bei Kindern.

Zitate

Ein Augenblick der Geduld kann vor großem Unheil bewahren, ein Augenblick der Ungeduld ein ganzes Leben zerstören.
chinesisch

Wenn Du es eilig hast, setze Dich.
chinesisches Sprichwort

Der zur Tätigkeit geborene Mensch übernimmt sich im Planen und überladet sich mit Arbeit. Das gelingt denn auch ganz gut, bis irgendein physisches oder moralisches Hindernis dazutritt, um das Unverhältnismäßige der Kräfte zu dem Unternehmen ins klare zu bringen.
Johann Wolfgang von Goethe

Es gibt Wichtigeres im Leben, als nur sein Tempo zu beschleunigen.
Mahatma Gandhi

Bemüht Euch um die Achtsamkeit: Es ist der gerade Weg zur Erlösung.
Gautama Buddha

Wer sein Herz dem Ehrgeiz öffnet, verschließt es der Ruhe.
chinesisch

Geduld ist eine Tugend, die viel Geduld erfordert.
unbekannt

19
Lärche

Larix decidua
Larch

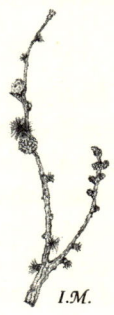

Thema:
Selbstvertrauen – Kreativität

Die Blütenessenz fördert und unterstützt:
das Vertrauen in die eigenen Fähigkeiten; Ausdrucksfähigkeit; den Sprung ins Neue; Wagemut; Freude an sich und seinen Talenten; Selbstbewußtsein; Kreativität; Spontaneität; den Mut zum Erfolg.

Sie lernen:
sich mehr zuzutrauen; den Zugang zum eigenen Potential zu finden; den Künstler in sich selbst zu entdecken; sich Herausforderungen vertrauensvoll zu stellen; sich so anzunehmen, wie Sie sind.

Wird eingesetzt bei:
Minderwertigkeitsgefühlen; Überbewertung anderer; Mutlosigkeit; Angst, zu versagen; Selbstzweifel; dem Gefühl von Unzulänglichkeit; Tiefstapelei; Frustration; Unsicherheit; Schul- und Prüfungsängsten, denen ein Mangel an Selbstvertrauen zugrunde liegt; ständigem Vergleichen mit anderen; Erwartung von Mißerfolgen.

Zitate

Du hast alles, was du brauchst. Laß dich nicht einschränken, laß dich nicht bremsen! Das Leben ist bereit, dich zu empfangen. Vertraue deinen unbegrenzten schöpferischen Möglichkeiten!
unbekannt

Wenn du einen Helden siehst, schau nochmals hin: du hast dich selbst irgendwie kleiner gemacht. *unbekannt*

Nütze deine Talente! In den Wäldern wäre es ziemlich still, wenn nur jene Vögel sängen, die am besten singen.
Oliver G. Wilson

Kreativität ist ein Segen für jeden Menschen. Die Hände führen den Menschen aus sich selbst heraus, hin zur Natur und hin zu den Menschen. Kreativität reinigt die Seele und säubert das Herz. Die beste Therapie für diese Zeit.
Phil Bosmans

Indem ein Mensch mit den ihm von der Natur gegebenen Gaben sich zu verwirklichen sucht, tut er das Höchste und einzig Sinnvolle, was er tun kann. *Hermann Hesse*

Nur wenn ich mich selber schätze, kann ich für andere ein Schatz sein. *Wilhard Becker, Ulrich Schaffer*

Sobald du dir vertraust, so bald weißt du zu leben.
Johann Wolfgang von Goethe

Das Wertvollste im Leben ist die Entfaltung der Persönlichkeit und ihrer schöpferischen Kräfte. *Albert Einstein*

20
Gefleckte Gauklerblume

Mimulus guttatus
Mimulus

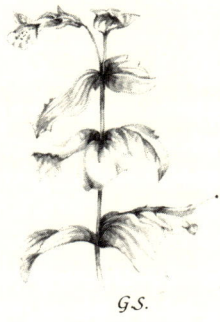

Thema: **Mut – Zuversicht – Vertrauen – Tapferkeit**

Die Blütenessenz fördert und unterstützt:
Selbstsicherheit; den Mut, sich den Herausforderungen des Lebens zu stellen; innere Stärke; Tapferkeit; Risikobereitschaft.

Sie lernen:
Angst, Nervosität und Schüchternheit zu überwinden; die Bereitschaft, das Not-wendige zu tun; dem Gelingen Ihrer Vorhaben zu vertrauen; Ihre Angst zu verstehen und sich mit ihr auseinanderzusetzen.

Wird eingesetzt bei:
Existenzängsten; Angst vor Autoritäten; benennbaren und faßbaren Ängsten; Unsicherheit; Nervosität; Zurückhaltung; Angst und Nervosität, vor einer größeren Menschenmenge zu sprechen; Angst vor Krankheit, Tod, Unglück, Unfällen, Verlust des Arbeitsplatzes, Schmerzen etc.; Angst zu versagen, etwas nicht zu schaffen, Fehler und Irrtümer zu begehen, keinen Partner zu finden; Prüfungsangst; Lampenfieber; Angst vor Aggressionen und starken Gefühlen; Nervosität; Lernschwierigkeiten, die auf Angst gründen.

Zitate

Damit das Mögliche entsteht, muß immer wieder das Unmögliche versucht werden. *Hermann Hesse*

Die Angst macht unfrei, die Angst lähmt, die Angst macht mutlos, die Angst macht krank, die Angst macht untauglich – stell dich deiner Angst. *unbekannt*

Es erfordert Mut, um ein Vorhaben zu beginnen und durchzuführen, und es braucht Mut, um aufzuhören, wenn etwas nicht gut ist. *Charles Evans*

Wir wagen es nicht, uns unseren Flügeln anzuvertrauen. Wir hegen und pflegen sie, aber haben Angst vor dem Fliegen und sitzen lieber herum. *Charles B. Newcomb*

Ich betrachte die Angst als einen Teil meines Lebens – besonders die Angst vor Veränderungen …
Ich gehe meinen Weg, auch wenn mir das Klopfen meines Herzens sagt, kehre um … *Erica Jong*

Vorsicht und Mißtrauen sind gute Dinge, nur sind ihnen gegenüber Vorsicht und Mißtrauen nötig.
Christian Morgenstern

Es gibt keine Sicherheit, aber ungemein viel Angst, sie zu verlieren. *Hans Kruppa/Annette Grüschow*

21
Ackersenf

Sinapis arvensis
Mustard

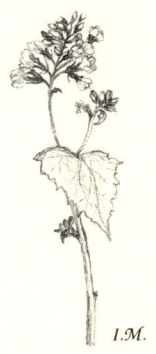

Thema: **Aushalten – Sinnfindung – Wandlung – Metamorphose – Erleichterung – Trost**

Die Blütenessenz fördert und unterstützt:
neue Lebenskraft; Mut; Durchhaltevermögen in Zeiten der Depression; das Erkennen, daß im Leid die Chance für Lernen und Verwandlung liegt; wahrzuhaben, daß Depressionen ein Hinweis oder Ruf der Seele nach Veränderung sind.

Sie lernen:
Ihre Verzweiflung und Ihr seelisches Leid auszuhalten und zu ertragen; die ungeahnten Möglichkeiten des Lebens zu erkennen und wahrzunehmen; ein wenig mehr Humor und Leichtigkeit in die dunkle Phase Ihres Lebens zu bringen; sich dem »Stirb-und-werde-Prozeß« vertrauensvoll zu überlassen.

Wird eingesetzt bei:
Depressionen, deren Ursprung man nicht kennt; Desinteresse; Niedergeschlagenheit; Gleichgültigkeit; Mut- und Hoffnungslosigkeit; Antriebsschwäche; Appetitlosigkeit; Rückzug von anderen; Trauer; Lustlosigkeit; Unfähigkeit, den täglichen Verpflichtungen nachzukommen; dem Gefühl, das Leben sei sinnlos geworden; Depressionen während der Pubertät; »Midlife-Crisis«.

Zitate

Der Schmerz ist der große Lehrer der Menschen. Unter seinem Hauch entfalten sich die Seelen.

Marie von Ebner-Eschenbach

Es entsteht kein Schmetterling ohne die Enge, das Dunkel, die Verwandlung im Kokon. *Elisabeth Kübler-Ross*

Wenn ein Samenkorn sprechen könnte, so würde es klagen, daß der Schmerz im Aufkeimen liege. *Multatuli*

Das Sinken aber geschieht um des Steigens willen.

Buch Sohar

Meinerseits bin ich mit starken Schmerzen immer am besten fertig geworden, wenn ich mich nicht gegen sie gewehrt habe, sondern mich ihnen überlassen habe, so wie man sich einem Rausch oder Abenteuer überläßt.

Hermann Hesse

Dein Schmerz ist nur das Aufbrechen der Schale, die dein Verstehen einschließt. *Khalil Gibran*

Die öde Leere in seinem Inneren zu erkennen, ist der erste Schritt auf dem Weg, sie mit fruchtbarem Sinn zu erfüllen.
Hans Kruppa/Annette Grüschow

22
Eiche

Quercus robur
Oak

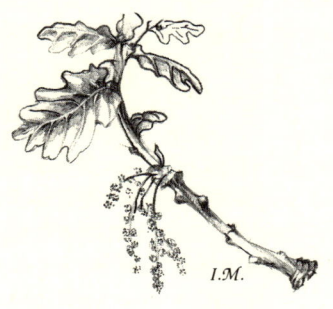

Thema:
Nachgeben – Loslassen

Die Blütenessenz fördert und unterstützt:
den Ausgleich zwischen Geben und Nehmen; das Integrieren der weiblichen, passiven Seite; das Zulassen von Schwäche; die Erkenntnis, daß Sie andere schwächen und sogar entmündigen, wenn Sie ihnen ihre Probleme und Lasten abnehmen.

Sie lernen:
die Verantwortung für sich selbst zu übernehmen und nicht ausschließlich für die anderen; zu vertrauen, daß Sie sich nicht um alles kümmern müssen; maßhalten; spielerisch und gelöster zu werden; sich weniger zu verausgaben; sich Ruhe und Erholungsphasen zu gewähren; nachsichtiger und zärtlicher mit sich selbst zu werden; anzuerkennen, daß in manchen Fällen das Nichthelfen die wahre und einzige Hilfe ist; auch einmal aufzugeben.

Wird eingesetzt bei:
großer seelischer und körperlicher Belastung; Verzweiflung; übertriebenem Durchhalten trotz Überforderung und Erschöpfung; Niedergeschlagenheit; Verbissenheit; dem Gefühl, ohne Verantwortung und Leistung nicht wichtig genommen zu werden; Überarbeitung; hohem Pflicht- und Verantwortungsbewußtsein; Ausbeutung seiner Kräfte; dem Gefühl, bald zusammenzubrechen; Unerbittlichkeit zu sich selbst; dem Gefühl, unentbehrlich zu sein und selbst alles besser als andere zu machen.

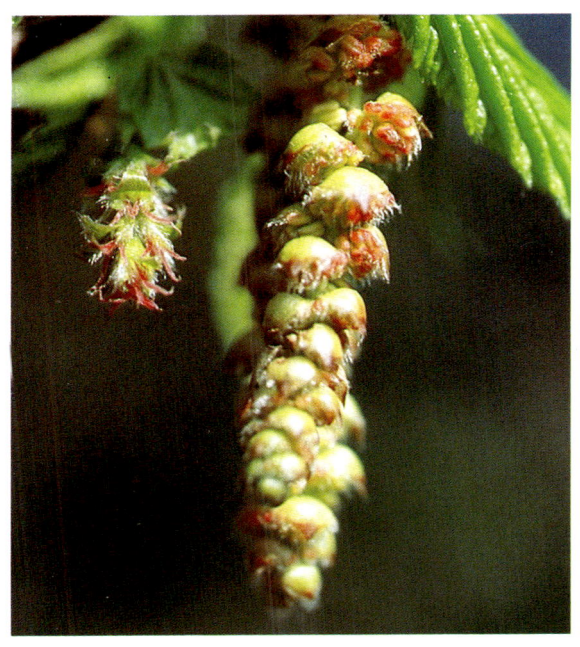

17 Hainbuche

Hornbeam - Carpinus betulus

Freude und Vitalität

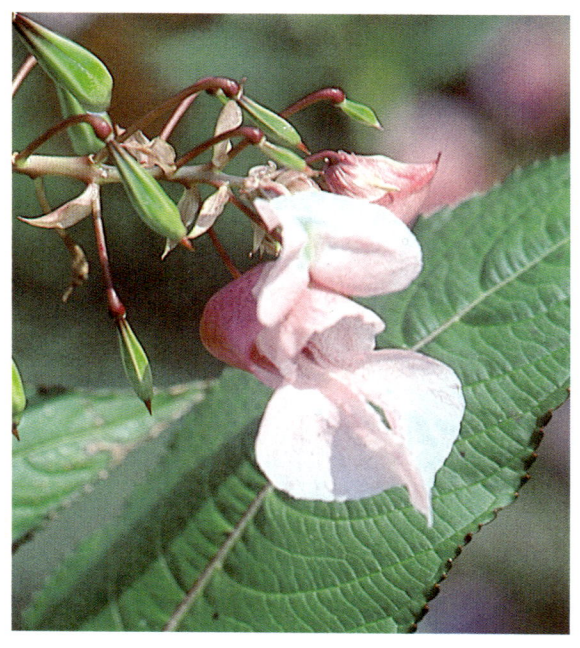

18   Drüsentragendes Springkraut

Impatiens - Impatiens glandulifera

**Geduld - Zeit
Innere Ruhe**

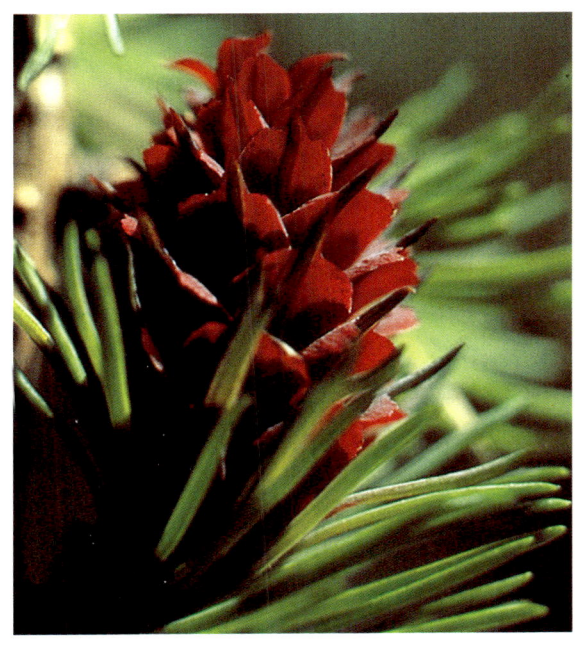

19 Lärche

Larch - Larix decidua

Selbstvertrauen - Kreativität

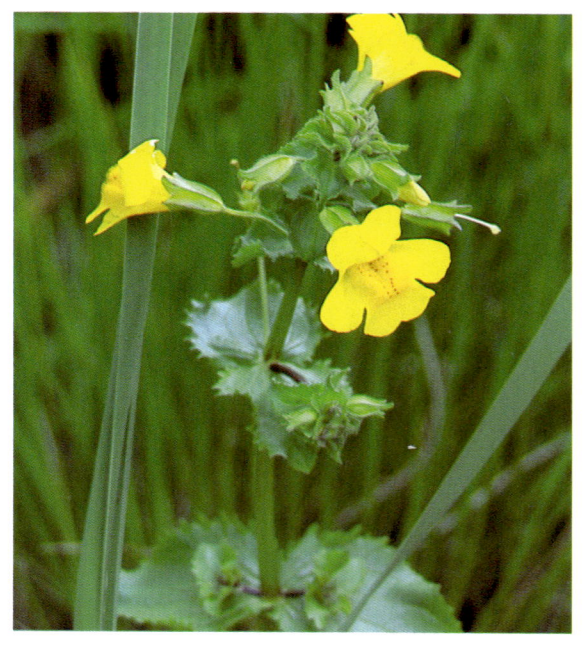

20   Gefleckte Gauklerblume

Mimulus - Mimulus guttatus

Mut und Tapferkeit

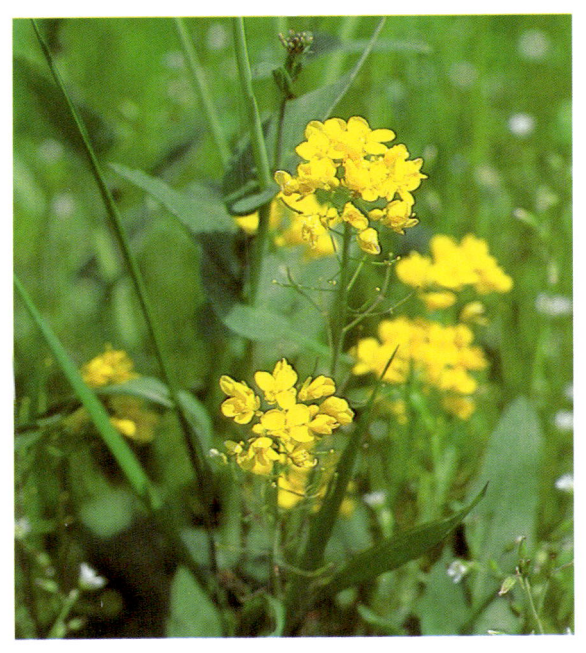

21 Ackersenf

Mustard - Sinapis arvensis

Aushalten - Sinnfindung
Wandlung

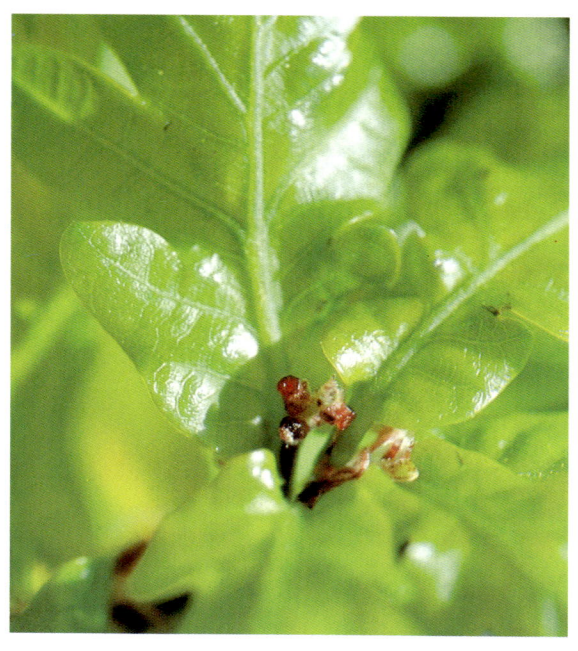

22 Eiche

Oak - Quercus robur

Nachgeben
Zulassen von Schwäche

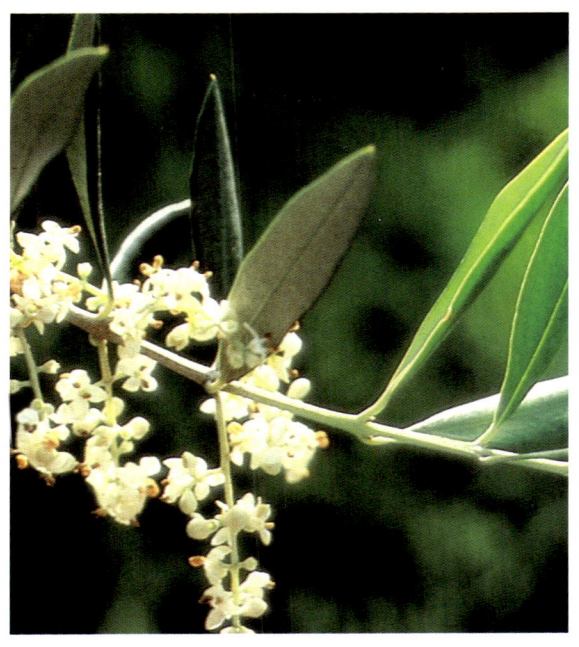

23 Olive

Olive - Olea europaea

**Körperbewußtsein
Kraft und Regeneration**

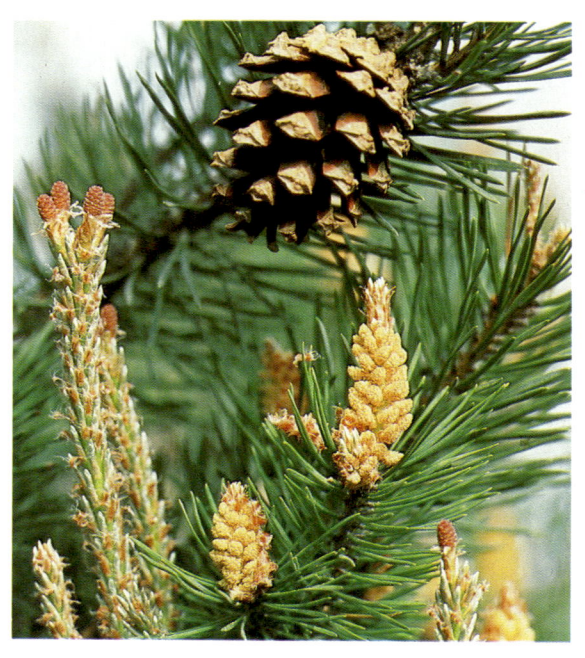

24 Kiefer

Pine - Pinus sylvestris

Loslassen von Schuldgefühlen
Selbstachtung

Zitate

Jemand, der meint, daß er nicht notwendig ist, macht sich so nützlich wie möglich. *Simone de Beauvoir*

»Lieber biegen als brechen.« *Altes Sprichwort*

Wir müssen sehr schwach werden, um unsere Stärke zu erkennen. *Rainer Frei*

Lieber ein lebendiger Feigling – als ein toter Held.
unbekannt

Übertriebenes Pflichtgefühl führt zur Härte.
unbekannt

Wenn es stürmt, beugt sich das Sanfte. *Rainer Frei*

Ein Mensch sollte mit jedem seiner Schritte echte Erfahrungen machen dürfen; man sollte ihm niemals die Dornen von den Rosen entfernen. *Ellen Key*

Heldenhaftigkeit ist eine Todesart, keine Lebensart.
Gabriel Laub

23
Ölbaum

Olea europaea
Olive

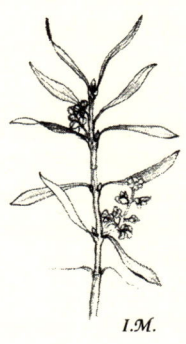

Thema: **Körperbewußtsein – Kraft – Regeneration**

Die Blütenessenz fördert und unterstützt:
die Erholung nach großen körperlichen und seelischen Belastungen; das Wahrnehmen der eigenen Grenzen und Belastbarkeit; das Fließen der Lebenskraft; Vitalität; Entspannung; den inneren Frieden.

Sie lernen:
ein stimmiges Maß an Einsatz für sich und andere zu finden; trotz Belastungen auf eigene Bedürfnisse nicht zu verzichten; sich mehr Pausen zu gewähren; auch einmal »nein« zu sagen; mit Ihren Kräften ökonomischer umzugehen; die innere Quelle der Kraft zu spüren.

Wird eingesetzt bei:
Kraftlosigkeit; Überforderung; totaler seelischer, körperlicher und geistiger Erschöpfung; Beeinträchtigung des Schlafes durch Erschöpfung; großer schulischer Belastung wie Prüfungsphasen; Überbelastung durch rasch aufeinanderfolgende Schicksalsschläge; Krankheit Angehöriger; anhaltender Schwächung der eigenen Gesundheit; Schlafstörungen; schweren oder rasch aufeinanderfolgenden Geburten.

Zitate

Betrachte Deinen Körper als einen guten Freund.
Jede Zelle Deines Körpers besitzt göttliche Vernunft.
Höre ihr zu, was sie sagt, und wisse, daß ihr Ratschlag Gold wert ist.
Louise L. Hay

Regeneration und Schlaf ist für den ganzen Menschen, was das Aufziehen für die Uhr.
Arthur Schopenhauer

»Selbst euer Körper kennt nur sein Erbe und seine berechtigten Bedürfnisse und will nicht betrogen werden. Und euer Körper ist die Harfe eurer Seele, und es ist an euch, süße Musik aus ihm zu locken …«
Khalil Gibran

Der Schlaf ist der heilige Versuch der Natur, die Tageswunden zum Verheilen zu bringen. Den Schlaf zu unterbrechen oder zu kürzen, heißt heilige Verbände abreißen.
Peter Altenberg

Wahrhaftig, der Mensch kann Gott nichts Lieberes geben als Ruhe und Stille.
Meister Eckhart

24
Kiefer

Pinus sylvestris
Pine

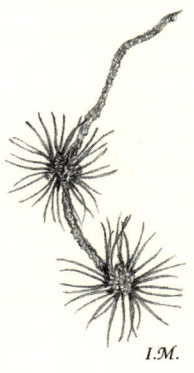

Thema: **Loslassen von Schuldgefühlen – Selbstachtung – Existenzberechtigung**

Die Blütenessenz fördert und unterstützt:
das Gefühl, willkommen zu sein und ein Recht auf Leben zu haben; die positive Auseinandersetzung mit dem Thema »Schuld«; sich von Erwartungen anderer zu befreien; Ablösung von Eltern, die Schuldgefühle suggerieren und auslösen; die Liebe zu sich selbst.

Sie lernen:
sich mehr Recht einzuräumen; sich nicht ungerecht behandeln zu lassen; sich anderen zuzumuten; mehr Selbstwertgefühl zu entwickeln; sich weniger vorzuwerfen; sich anzunehmen, wie Sie sind; die Schuldgefühle zu überprüfen; zu erkennen, daß Schuld zum Menschsein gehört; sich zu schätzen.

Wird eingesetzt bei:
starken Schuldgefühlen; Selbstvorwürfen; Selbstverdammung; hohen Ansprüchen an sich; Masochismus; Selbstzerfleischung; Mangel an Selbstwertgefühl; häufigem schlechten Gewissen; dem Gefühl, verantwortlich zu sein für Fehler und Versagen anderer; Schamgefühlen; übergroßer Bescheidenheit und Gewissenhaftigkeit.

Zitate

Warum gehst du so oft an dir selbst vorbei? Du siehst deine Mängel; für deine Schönheit hast du keinen Blick. Du siehst deine Schwächen, deine Stärken beachtest du nicht. Du trägst an deinem schlechten Gewissen, das du dir selbst machst oder andere dir eingetrichtert haben; deine guten Seiten wertest du nicht. Du willst immer besser werden; du siehst nicht, wie gut du schon bist. Reich dir die Hand und versöhne dich zuerst mit dir. *unbekannt*

Wer Unrecht, das ihm zugefügt wird, schweigend hinnimmt, macht sich mitschuldig. *Mahatma Gandhi*

Schuldgefühle hat man nur, wenn man sich der Schuld nicht stellt. *Bert Hellinger*

Verdamme dich nicht, du hast dein Bestes getan; und wenn du einen Fehler machst, betrachte ihn als Sprungbrett für neue Ideen, die du sonst nicht entdeckt hättest.
Eileen Caddy

Niemand kann dir ohne deine Zustimmung ein Gefühl der Unterlegenheit vermitteln. *Eleanor Roosevelt*

Du bist ein Kind des Universums, genau wie die Bäume und die Sterne; du hast ein Anrecht darauf, hier zu sein.

Max Ehrmann

Wer dem Großen in sich folgt, wird groß; wer dem Kleinen in sich folgt, wird klein.

Meng Tse

25
Rote Kastanie

Aesculus carnea
Red Chestnut

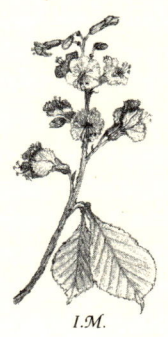

I.M.

Thema:
Gelassenheit und Vertrauen

Die Blütenessenz fördert und unterstützt:
das Loslassen der Ängste um andere; positive Gedankenkräfte; das Vertrauen, daß jeder Mensch seinen eigenen göttlichen Schutz hat und sich dabei nicht ständig um andere »kümmern« muß.

Sie lernen:
Ihnen nahestehende Menschen loszulassen und zu vertrauen, daß diese sich selbst schützen können; einen gesunden Abstand zu den Problemen anderer zu gewinnen; zu verstehen, daß eine zu große Fürsorge eher hindernd als fördernd ist; positives Denken; wahrzunehmen und zu erkennen, daß Ihre negativen Erwartungen durch Ihre Ängstlichkeit tatsächlich eintreten können.

Wird eingesetzt bei:
übertriebener Angst, Fürsorge und Sorgen um andere; Kontrolle über Angehörige; symbiotischen Beziehungen; Einmischung; Projektion; negativer Erwartungshaltung (daß etwas Schlimmes passieren könnte); Bevormundung; Beeinflussung; Aufopferung für andere; »Overprotection«.

Zitate

Ich glaube, ich muß loslassen. Ich brauche keine Angst zu haben und darf ruhig werden, damit meine Kinder den Klang der Schöpfung hören und nach ihrem eigenen Rhythmus tanzen können.
Russell Hoban

Der Weise wirkt, ohne in den natürlichen Fluß der Dinge einzugreifen; er lehrt ohne Worte.
Laotse

Die Sorge ist ein Rinnsal der Angst, das unseren Verstand durchdringt. Wächst sie, gräbt sie sich einen Tunnel, in den alle unsere Gedanken sickern.
Arthur Somers Roche

Wer die Lebenslaufbahn seiner Kinder zu verpfuschen gedenkt, der räume ihnen alle Hindernisse weg.
Emil Oesch

Du mußt keine Sorge um die Welt haben, solange Du Verantwortung für Dein Handeln übernimmst. Den Rest besorgt Gott – alles liegt in seiner Führung, in seiner Hand.
Little Elve

26
Sonnenröschen

Helianthemum nummularium
Rock Rose

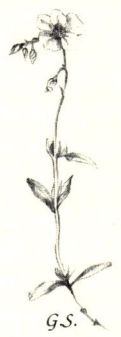

Thema:
Beruhigung während einer Krise

Die Blütenessenz fördert und unterstützt:
Gelassenheit während akuter Angstzustände; Tapferkeit; das Vertrauen in den göttlichen Schutz; den Schutz bei zu großer Sensibilität und Offenheit; die Beruhigung im Bereich des Solarplexus.

Sie lernen:
nicht alles so nah an sich heranzulassen; bei Katastrophen und Notfällen Ruhe bewahren, bei sich zu bleiben und dadurch adäquat auf schwierige Situationen reagieren zu können.

Wird eingesetzt bei:
benennbaren oder irrationalen Ängsten; Neigung zu Panik, wo andere nur mit Angst reagieren würden; »Ausrasten«; Orientierungslosigkeit; Überreagieren; Dramatisieren; Symptomen der Angst wie Kniezittern, Schweißausbrüchen, Ohnmachtsneigung; starken Depressionen; starkem Erröten oder Blaßwerden; Stottern; Sprachversagen; dem Gefühl, aus Angst wie gelähmt zu sein; Alpträumen; Aufschrecken während des Schlafes.

Zitate

Das Loslassen der Angst ist die Grundlage zur Heilung.
Edward Bach

Fürchte dich nicht vor einem großen Schritt. Mit zwei kleinen Sprüngen kannst du keine Schlucht überwinden.
David Lloyd George

Durch Gelassenheit und Ruhe findet ihr Rettung. Im Stillsein und im Vertrauen liegt eure Kraft. *Jesaja 30,15*

Die Angst loslassen, sich in Gott hinablassen wie in einen Abgrund, der doch immer tragen wird. *unbekannt*

Keine Nachricht ist jemals so gut oder schlecht, wie sie im ersten Augenblick ausschaut. *Haig*

Entweder Ableben in kleinmütiger Angstbesessenheit oder aber Aufleben in Vertrauen in den großen Plan.
Gitta Mallasz

Das Einzige, was wir fürchten müssen, ist die Furcht selbst.
F. D. Roosevelt

27
Heilkräftiges Quellwasser

Rock Water

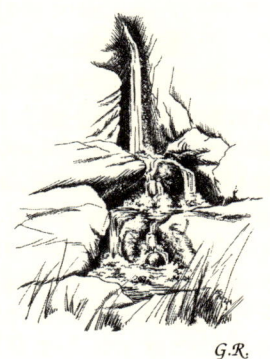

Thema: **Spontaneität – Flexibilität – Sanftmut**

Die Blütenessenz fördert und unterstützt:
Beweglichkeit; Sanftheit; die weibliche Seite in Mann und Frau; das Nachgeben; die Toleranz; die weiche und passive Seite in uns; das Fließen unserer Energien; das innere Loslassen und die innere Freiheit; Zartheit.

Sie lernen:
zu sich und anderen nachgiebiger, nachsichtiger und sanfter zu werden; zu erkennen, daß sich inneres Wachstum durch äußere Anstrengungen nicht erzwingen läßt; sich vertrauensvoll dem Fluß des Lebens zu überlassen; daß ohne Liebe zu sich und anderen die Seele »austrocknet und erstarrt«.

Wird eingesetzt bei:
Strenge sich und anderen gegenüber; Härte; Rigidität; Unnachgiebigkeit; Zwängen; Starre; Prinzipienreiterei; übergroßem Ehrgeiz; Fanatismus; hohen Moralvorstellungen; zu strengen Erziehungsmaßnahmen (z. B. Abhärtung der Kinder); Gnadenlosig-. keit und zu großer Disziplin sich und anderen gegenüber; Zweckorientierung; Sturheit; Grausamkeit sich und anderen gegenüber; körperlicher Steifheit; Selbstverleugnung.

Zitate

Auf der Welt gibt es nichts, was weicher ist als Wasser. Doch um Hartes und Starres zu bezwingen, kommt nichts diesem gleich. Daß das Schwache das Starke besiegt, das Harte dem Weichen unterliegt, jeder weiß es, doch keiner handelt danach. *Laotse*

Es gehört oft mehr Mut dazu, seine Meinung zu ändern, als ihr treu zu bleiben. *Friedrich Hebbel*

»… und alle Arbeit ist leer, wenn die Liebe fehlt; wenn ihr mit Liebe arbeitet, bindet ihr Euch an Euch selber und aneinander und an Gott.« *Khalil Gibran*

Weich ist stärker als hart, Wasser stärker als Fels, Liebe stärker als Gewalt. *Hermann Hesse*

Wenn jemand sucht, dann geschieht es leicht, daß sein Geist nur noch das Ding sieht, das er sucht – daß er nichts zu finden, nichts in sich einzulassen vermag, weil er immer nur an das Gesuchte denkt, weil er ein Ziel hat, weil er vom Ziel besessen ist. Suchen heißt: ein Ziel haben. Finden aber heißt: frei sein, offenstehen, kein Ziel haben.

Hermann Hesse

Tatsünden sind lustiger als Unterlassungssünden.
Little Elve

Werden nicht vom Gesetz genügend Dinge verboten? Mußt
Du Dir selber noch andere verbieten? *Little Elve*

28
Einjähriger Knäuel

Scleranthus annuus
Scleranthus

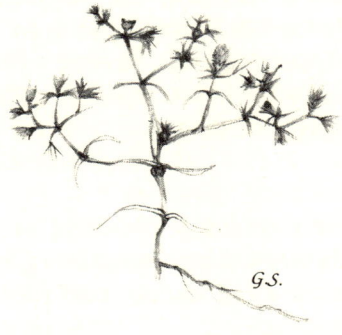

Thema: **Entschlossenheit – Unterscheidungsvermögen – Balance – Ausgleich**

Die Blütenessenz fördert und unterstützt:
das Finden der eigenen Mitte; inneres Gleichgewicht; Balance; Klarheit; Entschlossenheit; den Ausgleich zwischen Extremen wie: himmelhoch jauchzend – zu Tode betrübt, Heißhunger – Appetitlosigkeit, Strenge – übergroße Nachgiebigkeit, Weichheit – Härte, Apathie – übertriebene Lebendigkeit; Ausgeglichenheit.

Sie lernen:
Vertrauen in die eigene Entscheidung zu gewinnen; mit Ihrer Energie besser umzugehen; ausgeglichener zu werden; zu spüren, was Sie wollen, und dies auch zu tun; spontaner zu reagieren.

Wird eingesetzt bei:
Frustration; zögerndem Verhalten; Übertreibung; plötzlichem Stimmungswechsel; Unausgeglichenheit; Unentschlossenheit; Launenhaftigkeit; Unberechenbarkeit; Unsicherheit; Labilität; Ruhelosigkeit; Unzuverlässigkeit; Sprunghaftigkeit; raschem Meinungswechsel; Wankelmut.

Zitate

Die Wahrheit ist selten so oder so. Meistens ist sie so und so.
Geraldine Chaplin

Der schlimmste Weg, den man wählen kann, ist der, keinen zu wählen. *Friedrich II.*

Schwer ist es, die rechte Mitte zu treffen:
das Herz zu härten für das Leben, es weich zu halten für die Liebe. *Jeremias Gotthelf*

Gebet: O Herr, gib mir die Kraft, Dinge, die ich nicht ändern kann, mit Gelassenheit hinzunehmen; gib mir den Mut, zu ändern, was geändert werden kann und muß, und gib mir die Weisheit, das eine vom anderen zu unterscheiden.
Friedrich Christoph Oetinger

Man löst keine Probleme, indem man sie auf Eis legt.
Winston Churchill

Gleichgewicht ist die Grundlage des großen Werkes.
Alchemistische Weisheit

Zwei Seelen wohnen, ach! in meiner Brust.
Johann Wolfgang von Goethe

Nach langem Ringen bekenne ich: meine Entscheidung ist, mich nicht zu entscheiden. *Little Elve*

29
Doldiger Milchstern

Ornithogalum umbellatum
Star of Bethlehem

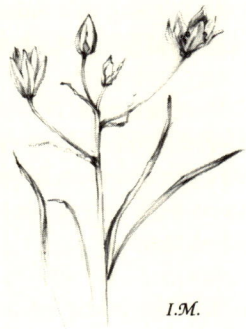

I.M.

Thema: Regeneration nach traumatischen Erlebnissen

Die Blütenessenz fördert und unterstützt:
größere Ruhe und Gelassenheit während großer Herausforderungen wie Unfällen, die Überwindung von traumatischen Ereignissen, schlimmen Nachrichten, allgemeinen Gefahrensituationen, Schicksalsschlägen etc.; Kraft; Klarheit; Geistesgegenwart; Lösung von Schock; Reharmonisierung von Körper, Geist und Seele nach einem Trauma.

Sie lernen:
einen Sinn in schicksalhaften Ereignissen zu erkennen und diese bewältigen und annehmen zu können; schneller und adäquater zu reagieren und zu erkennen, was in Krisensituationen getan werden muß.

Wird eingesetzt bei:
Schock; Krisen; übergroßem seelischen Schmerz sowie Kummer und Sorgen; Blockierung der Lebensenergie; nicht verarbeiteten Erlebnissen der Vergangenheit und der Gegenwart; großem Schreck; Terror; Entsetzen; bei unverarbeiteten Ereignissen, die weit zurück reichen, sogar bis hin in die ersten Lebenstage und in die pränatale Zeit; Alpträumen; chronischen Krankheiten und Schmerzen, deren Behandlung bisher erfolglos war und die von unverarbeiteten Schockerlebnissen herrühren.

Zitate

Unsere Seele allein weiß, welche Geschehnisse, Umstände und Umgebung am besten dazu verhelfen können, unser Wesen zu vervollkommnen.
Edward Bach

Der Stein, der in mein Leben fiel, hat einen tiefen Sinn. Wo ich ihn nicht versetzen kann, muß ich ihn überblüh'n.
Isolde Lochmann

Ein Diamant ist zunächst nichts als ein harter Kiesel, ein unscheinbarer Stein. Erst wenn er von einem geübten Handwerker geschliffen wurde, bekommt er funkelnde Lebenskraft. Laßt euch selbst von Gott so behandeln, daß die Stumpfheit verschwindet und ihr zu leuchtenden Diamanten werdet.
Sathya Sai Baba

Wenn wir etwas Bestimmtes lernen dürfen, wird unser eigenes höheres Selbst uns zu der Erfahrung führen, die wir brauchen.
unbekannt

Wir selbst sind die Ursache all dessen, was uns geschieht.
Meister Eckhart

Die Krise kann der Anfang einer Heilung sein.
Wilhard Becker, Ulrich Schaffer

30
Edelkastanie

Castanea sativa
Sweet Chestnut

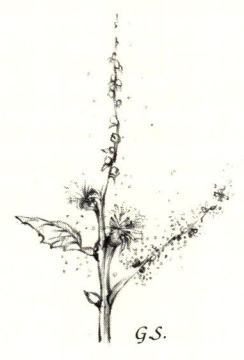

Thema: **Stirb und werde – Transformation**

Die Blütenessenz fördert und unterstützt:
Gottvertrauen; Durchhaltevermögen; Glauben an die Gnade; das Vertrauen in das eigene innere Licht; neuen Lebensmut; die Hingabe an den inneren Wandlungsprozeß.

Sie lernen:
sich anderen mit Ihrem Leid anzuvertrauen; zu vertrauen, daß dann, wenn die Not sehr groß ist, Hilfe meist sehr nahe ist; schwere Zeiten auszuhalten; sich der großen Herausforderung zu stellen und aus der Krise zu lernen; kompetente Hilfe zuzulassen.

Wird eingesetzt bei:
extremer Trauer, Verzweiflung und Seelenqual; dem Gefühl, mit dem Rücken zur Wand zu stehen; dem Gefühl, an der Grenze der Belastbarkeit angelangt zu sein; Ausweglosigkeit; Hilflosigkeit; größtem seelischen Leid, Kummer, Schmerz; Depression; großer Hoffnungslosigkeit; dem Zusammenbrechen Ihrer Kraft und Möglichkeiten; großer innerer Leere und Dunkelheit, »die dunkle Nacht der Seele«.

Zitate

Menschen sind wie bunte Glasfenster. Ihre wahre Schönheit tritt hervor, wenn sie von innen her erleuchtet werden. Je dunkler die Nacht, desto heller leuchten die Fenster.
Elisabeth Kübler-Ross

Verbrennen mußt du dich wollen in deiner eigenen Flamme: Wie wolltest du neu werden, wenn du nicht zuvor Asche geworden bist!
Friedrich Nietzsche

Wenn du dich in der Sackgasse befindest und alles sich gegen dich verschwört und du meinst, nicht länger durchhalten zu können, darfst du auf keinen Fall aufgeben, denn jetzt ist der Augenblick gekommen, da sich alles wieder zum Guten wendet.
Harriet Beecher Stowe

Irgendwo fängt in jedem Menschenleben jene Verlassenheit an, in der uns nichts erreicht, kein Wort, kein Trost, kein Freund. In dieses grenzenlose Alleinsein geht nur einer mit, und das ist Gott.
Aenne Perl

Jedesmal, bevor ich eine neue Seite in meinem Leben aufschlagen konnte, mußte ich vorher eine schwierige Zeit der Depression durchleben.
Charlotte Brontë

Beten: darum bitten, daß die Gesetze des Universums zugunsten eines einzelnen aufgehoben werden.
Ambrose Bierce

31
Eisenkraut

Verbena officinalis
Vervain

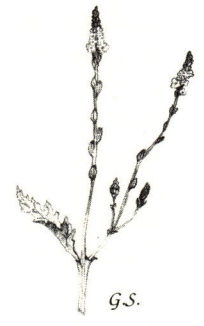

Thema:
Zurückhaltung – Entspannung

Die Blütenessenz fördert und unterstützt:
ein positives Sendungsbewußtsein; Ruhe; das Erkennen, daß es unterschiedliche Wege gibt, ein Ziel zu erreichen; das Loslassen; das Erkennen, daß durch zu großes »Missionieren« der Widerstand im anderen mobilisiert und dadurch der Sache mehr geschadet als gedient wird.

Sie lernen:
mehr Gelassenheit und Ruhe in Ihr Leben zu lassen; sich weniger zu verausgaben; anderen ihren Glauben und ihre Überzeugung zu lassen; anderen etwas anzubieten statt aufzuzwingen; liebevolles Aufzeigen statt Überreden, andere ihre eigenen Ideale finden zu lassen; zu vertrauen und loszulassen, wenn Hindernisse auftreten; zu erkennen, daß hohe Ideale und Ziele nur mit Ruhe, Gelassenheit und Vertrauen zu erreichen sind.

Wird eingesetzt bei:
der Neigung, sich und andere zu missionieren; Übertreibung; Druck; hoher innerer und äußerer Anspannung; Hektik; sich und andere zu stressen; »Zwangsbeglückung«; Unrast; Euphorie; Überaktivität; Überschwenglichkeit; Besserwisserei und fixen Vorstellungen, was andere zu tun haben, um glücklich oder gesund zu werden; starkem Eigenwillen; Verbissenheit.

Zitate

Kein Baum belehrt den anderen, so zu wachsen, wie er wächst. Aber wir sind lauter Propheten.
Karl Heinrich Waggerl

Der Jammer mit den Weltverbesserern ist, daß sie nicht bei sich selbst anfangen.
Thornton Wilder

Über das Ziel hinauszuschießen ist ebenso schlimm wie nicht ans Ziel kommen.
Konfuzius

Öffnet sich eine Blüte aufgrund deines Willens, deines Wunsches, deiner Ungeduld? Deine Ungeduld würde nur das Wachstum stören; Druck schaffen, unter dem sie stirbt. Sie wird blühen – wunderschön –, wenn die Zeit reif ist.
Kristiane Allert-Wybranietz

Bekehrungsversuche sollte man mit niemand machen, außer, wenn der andere es selber wünscht.
Hermann Hesse

Wenn wir zuviel Kraft darauf verwenden, anderen unsere Lebensweise aufzuzwingen, weil wir der Meinung sind, unsere Sicht sei die einzig wahre, sind Enttäuschungen unvermeidlich. *William Glasser*

Was du sagst, verweht im Wind. Nur was du tust, schlägt Wurzeln. *Karl Heinrich Waggerl*

32
Weinrebe

Vitis vinifera
Vine

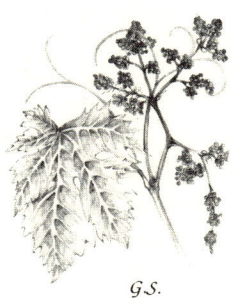

Thema: **Rücksichtnahme –
Dienen und Raumgeben**

Die Blütenessenz fördert und unterstützt:
den weisen und sinnvollen Einsatz der eigenen Macht und Kraft; das Zurücknehmen der eigenen Person, um anderen auch eine Chance zu geben; die positive Autorität und Führungskraft.

Sie lernen:
zu dienen, anstatt zu beherrschen; Ihre in Ihnen angelegte Kraft und Macht für das Wohl der Menschheit einzusetzen; sich über den Erfolg anderer zu freuen; auch einmal darauf zu verzichten, im Mittelpunkt zu stehen; das Leben und den Raum anderer zu respektieren; Freiheit zu geben; Ihren Angehörigen oder Untergeordneten ihr Recht auf Selbstbestimmung zu lassen; anderen etwas zuzutrauen und ihnen etwas zu delegieren.

Wird eingesetzt bei:
Dominanzstreben; Rechthaberei; Tyrannei; Unterdrückung; Ausbeutung anderer; Arroganz; Überheblichkeit; »Macho-Verhalten«; Rücksichtslosigkeit; Machthunger; unbeugsamem Verhalten; Größenwahn; häufiger Kampf- und Streitlust; Grausamkeit; Bevormundung; Herrschsucht.

Zitate

Verantwortung ohne Liebe macht rücksichtslos. Gerechtigkeit ohne Liebe macht hart. *unbekannt*

Der menschlichen Gemeinschaft zu dienen, ist die beste Gabe, die der Mensch Gott darbieten kann.
Sathya Sai Baba

Zwischen dem, der befiehlt, und dem, der gehorcht, ist keine Möglichkeit der Freundschaft. *Jean Reclus*

Was mit Gewalt erlangt worden ist, kann man nur mit Gewalt behalten. *Mahatma Gandhi*

Lieben, das kann doch niemals heißen: dem Adler die Flügel zu stutzen, dem Tiger die Zähne zu ziehen, dem Menschen das Fühlen zu verbieten. Flügel stutzen, Zähne ziehen, Gefühle verbieten, dahinter stehen Machtgelüste und Ängste, aber niemals Liebe.
Kristiane Allert-Wybranietz

Du mußt wissen, daß tyrannisierende Macht wie alles, was sehr hart ist, auch sehr zerbrechlich ist. *Abigail Adams*

Wir müssen versuchen, einander die Bürde tragen zu helfen, Menschen, Tieren und allem, was lebt. Das ist der Weg zum Licht. *Manfred Kyber*

33
Walnuß

Juglans regia
Walnut

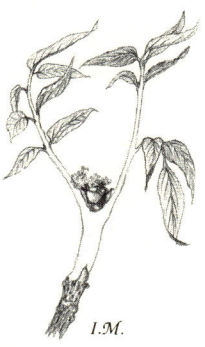

Thema: **Durchbruch – Neubeginn – Geburt**

Die Blütenessenz fördert und unterstützt:
das Umsetzen dessen, was man sich vorgenommen hat; Schutz vor Negativität; das Loslassen des Alten und das Eintauchen in das Neue; den seelischen »Stirb und werde«-Prozeß; die körperliche Geburt; das Zahnen bei Babys und Kindern; Kompromißlosigkeit; Geradlinigkeit; Konsequenz; Unbefangenheit.

Sie lernen:
bei sich und Ihren Vorhaben zu bleiben; den »Durchbruch zu schaffen«; sich selbst treu zu bleiben; notwendige Schritte zu unternehmen; sich von der Meinung anderer nicht beeinflussen zu lassen.

Wird eingesetzt bei:
Beeinflußbarkeit; Angst vor der Meinung und dem Urteil anderer; bei der Neigung, negative und krankmachende Energien von anderen aufzunehmen (z. B. bei beratenden Gesprächen, Massagen und anderen Behandlungen); Wankelmut; Neigung zum Zögern; neuen und schwierigen Lebensphasen wie Eintritt in den Kindergarten, Schulbeginn, Pubertät; Ablösungsprozessen vom Elternhaus, Scheidung, Pensionierung; seelischen Problemen während der Schwangerschaft.

Zitate

Tut, was ihr sagt; sagt, was ihr fühlt, täuscht euer eigenes Gewissen nicht, indem ihr es vergewaltigt und Handlungen ausführt, die es nicht billigt.
Sathya Sai Baba

Wenn man etwas für recht hält, muß man es auch tun.
Hermann Hesse

Ich habe solche Angst zu sterben. Aber damit verhindere ich nicht meinen Tod, sondern behindere mein Leben.
Kristiane Allert-Wybranietz

Und jedem Anfang wohnt ein Zauber inne,
der uns beschützt und der uns hilft, zu leben,
wir wollen heiter Raum um Raum durchschreiten,
an keinem wie an einer Heimat hängen,
der Weltgeist will nicht fesseln uns und engen,
er will uns Stuf' um Stufe heben, weiten.
Hermann Hesse

Wer sich selbst treu bleiben will, kann nicht immer anderen treu bleiben.
Christian Morgenstern

Wer sich nach anderen richtet, zersplittert und zerstreut seine Kräfte und verwischt seinen Charakter. Obwohl diese Tatsache offen zutage liegt, lassen sich die meisten Menschen die Augen verbinden und treten in die eine oder andere Meinungs-Gemeinde ein, wodurch sie von sich selber abkommen und sich selbst verfälschen und entwerten.
Ralph Waldo Emerson

34
Sumpfwasserfeder

Hottonia palustris
Water Violet

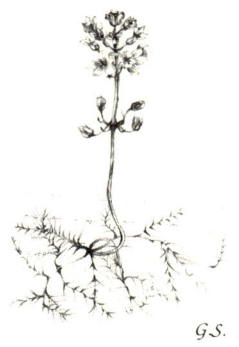

Thema: **Zulassen von Nähe – Offenheit – Demut**

Die Blütenessenz fördert und unterstützt:
zwischenmenschliche Beziehungen; Offenheit; Nähe; Vertrauen in andere; die Fähigkeit, Gefühle zu zeigen; die Freude am Beisammensein mit anderen; das Gefühl, mit anderen verbunden zu sein; den Fluß der Energie.

Sie lernen:
sich selbst und Ihre Gefühle besser zu spüren; anderen offener zu begegnen; sich weniger hinter Ihrer selbsterrichteten Schutzmauer zu verbergen; zu verstehen, weshalb Sie sich so sehr verschließen; zu bitten; etwas anzunehmen; sich im Gespräch mit Partnern, Freunden, Kollegen usw. einzulassen; mehr Freude zu empfinden.

Wird eingesetzt bei:
Distanz; Gleichgültigkeit; Unnahbarkeit; uneingestandener Einsamkeit; übertriebener Abgrenzung; überzogener Selbstsicherheit; Widerstand; Herablassung; Überlegenheitsgefühl; Stolz; Angst vor wirklicher Nähe und Intimität; Schweigsamkeit; Überbetonung von Intellektualität; Isolation; Zynismus; Unterdrückung und Ablehnung von Gefühlen; gut getarnter Unsicherheit; Starre, Reserviertheit; Geringschätzung; starkem Rückzug in das Innere.

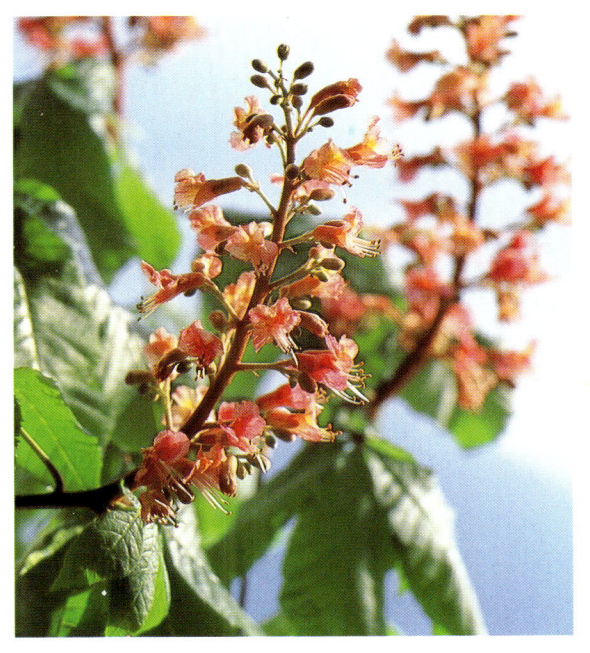

25   Rote Kastanie

Red Chestnut - Aesculus carnea

Gelassenheit und Vertrauen

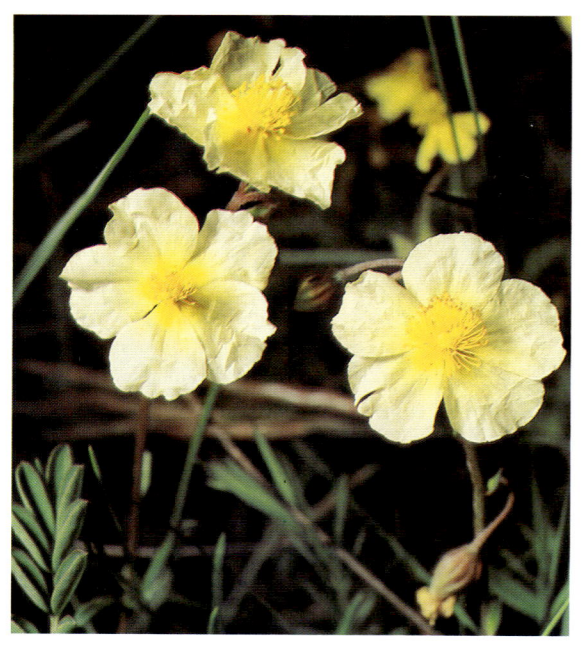

26 Sonnenröschen

Rock Rose - Helianthemum nummularium

Ruhe und Mut
während Krisen

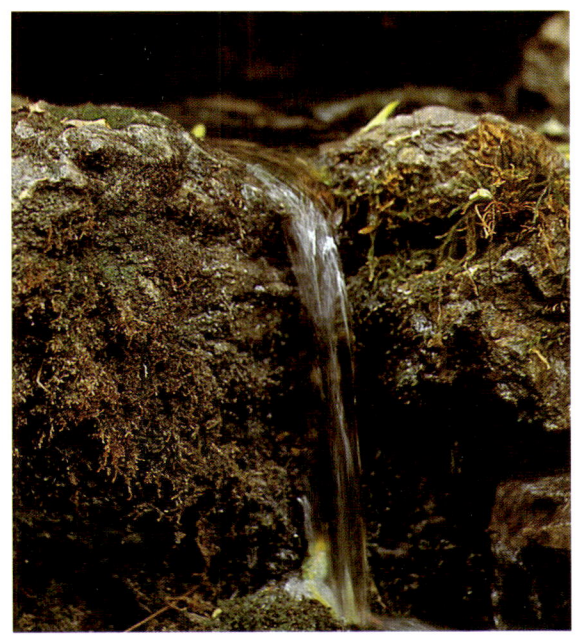

27 Wasser aus heilkräftigen Quellen

Rock Water

Flexibilität - Spontaneität
Sanftmut

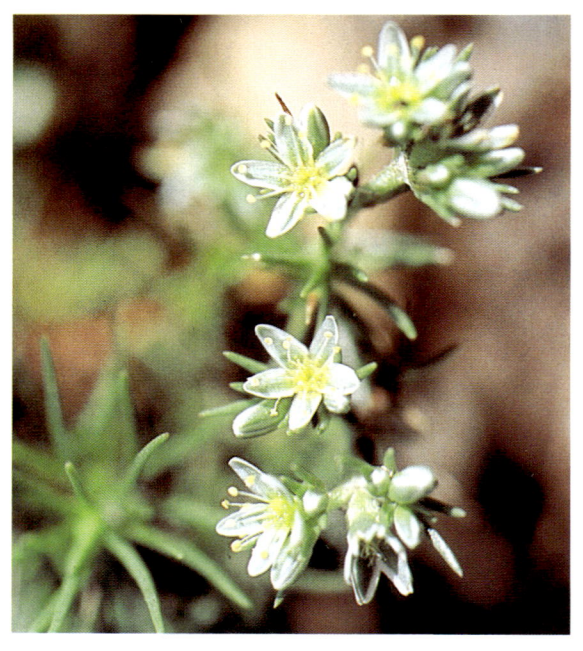

28 Einjähriger Knäuel

Scleranthus - Scleranthus annuus

**Entschlossenheit
Ausgleich**

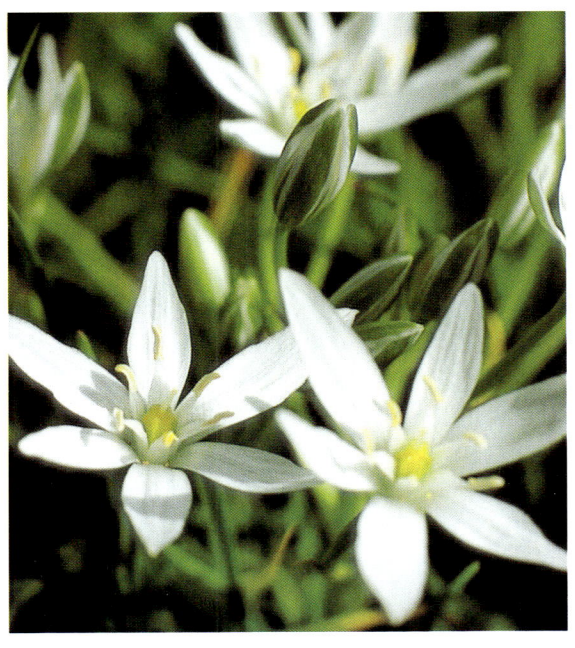

29 Doldiger Milchstern

Star of Bethlehem - Ornithogalum umbellatum

Auflösung von traumatischen Erlebnissen - Regeneration

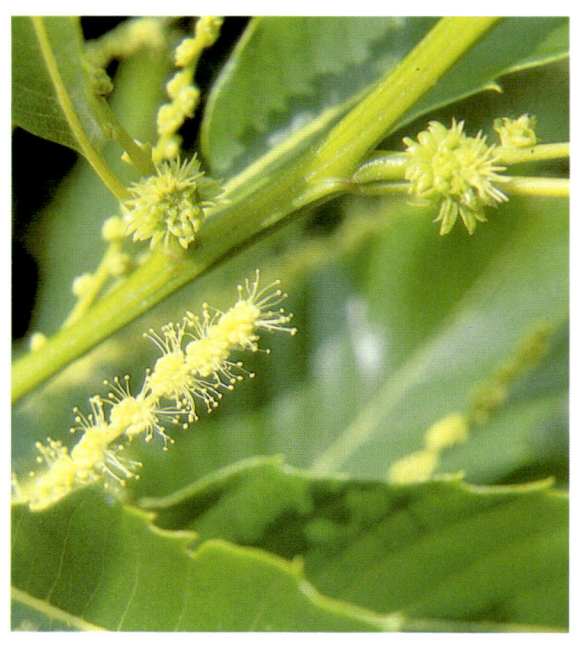

30 Edelkastanie

Sweet Chestnut - Castanea sativa

Durchhalten
Transformation

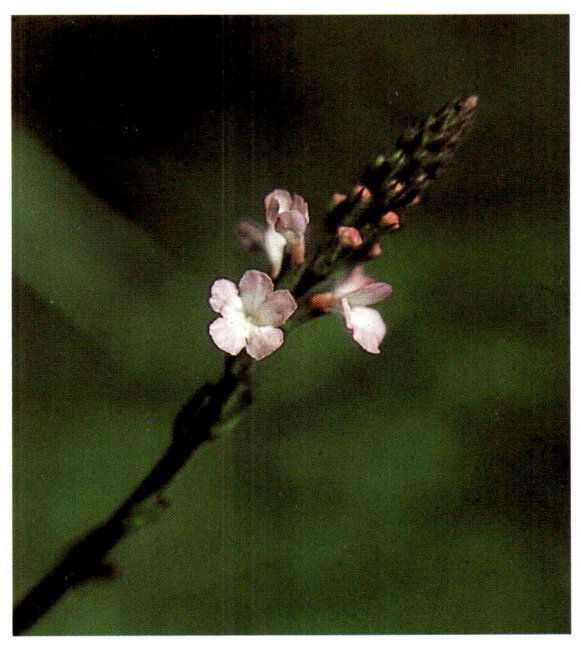

31 Eisenkraut

Vervain - Verbena officinalis

Zurückhaltung - Entspannung
Loslassen

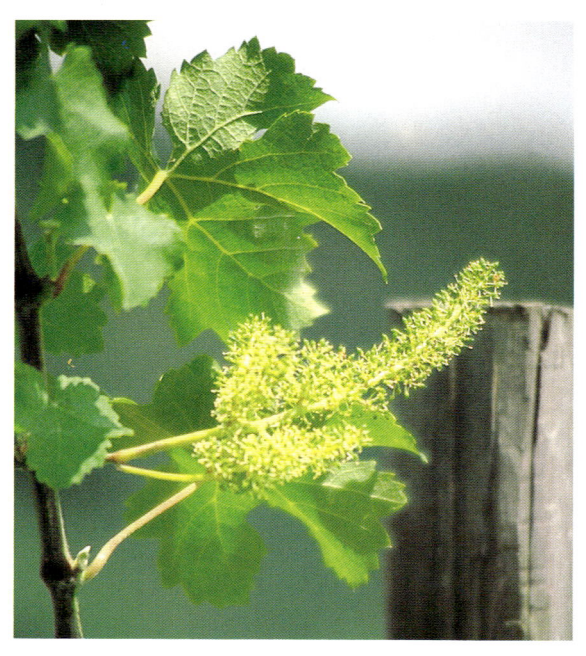

32 Weinrebe

Vine - Vitis vinifera

Rücksichtnahme
Dienen

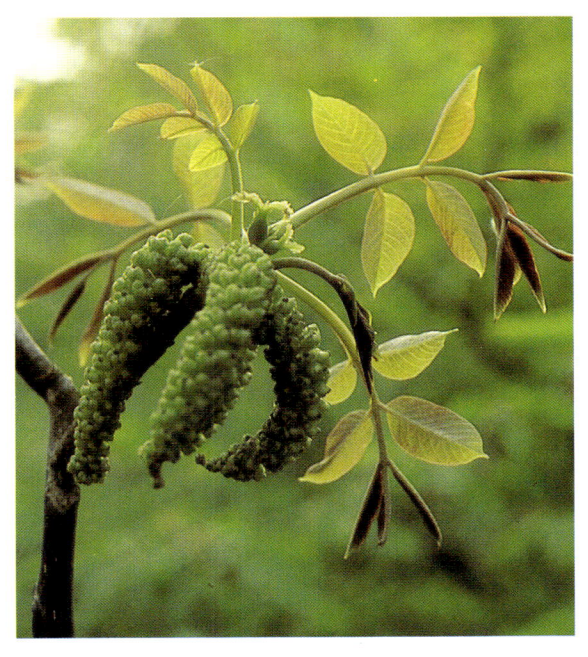

33 Walnuß

Walnut - Juglans regia

Durchbruch
Neubeginn - Geburt

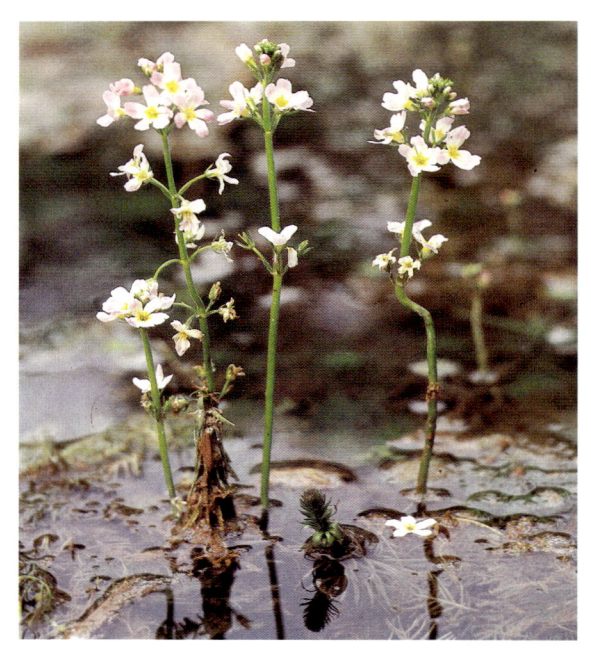

34 Sumpfwasserfeder

Water Violet - Hottonia palustris

Offenheit - Demut
Zulassen von Nähe

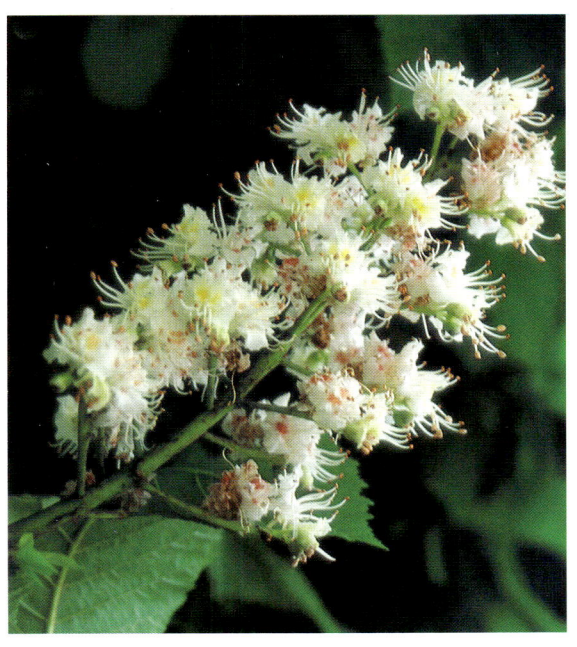

35 Weiße Roßkastanie

White Chestnut - Aesculus hippocastanum

**Sammlung
Konzentration**

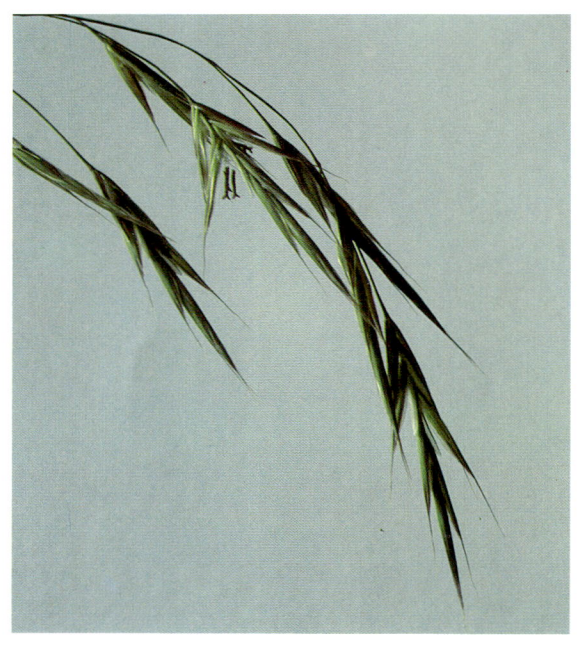

36 Waldtrespe

Wild Oat - Bromus ramosus

Wesentliches erkennen
Selbstverwirklichung

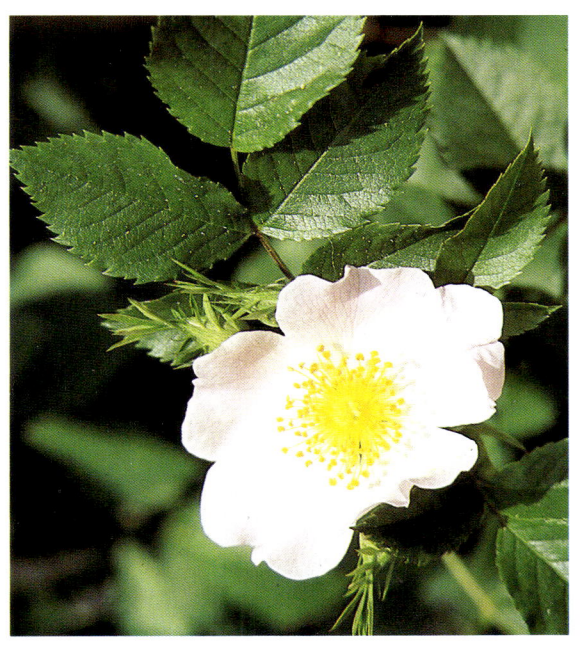

37 Heckenrose

Wild Rose - Rosa canina

Lebensfreude - Motivation
Hingabe

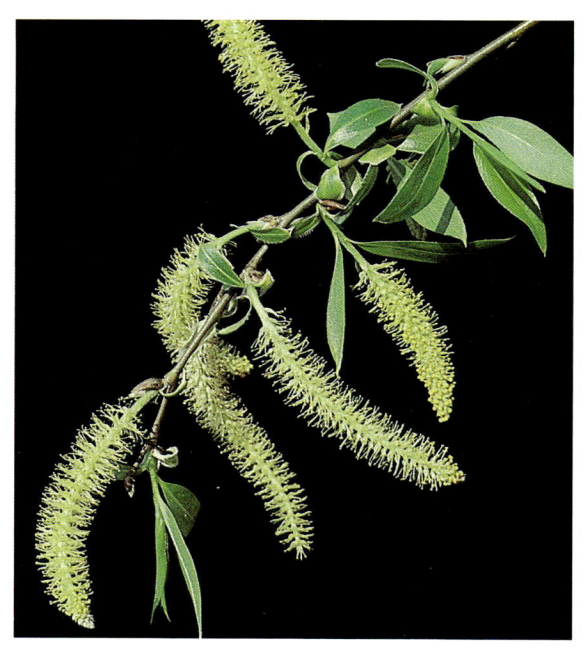

38 Weide

Willow - Salix vitellina

**Aussöhnung
Selbstverantwortung**

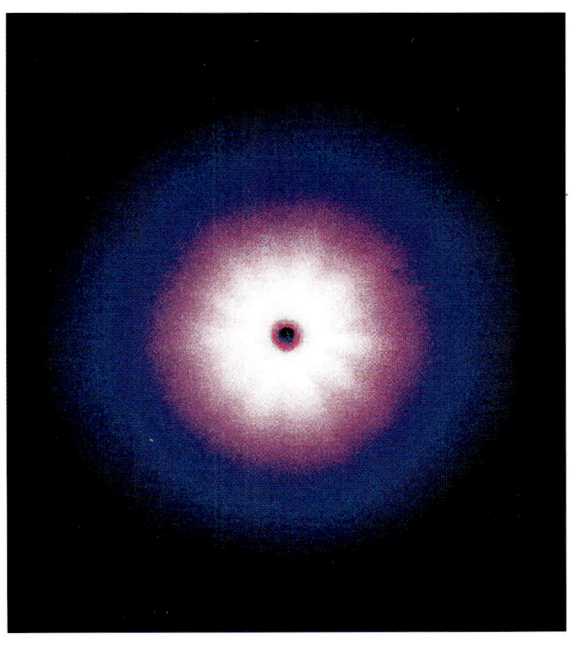

39 Colorplate-Strahlenbild der Notfallessenz (siehe S. 209)

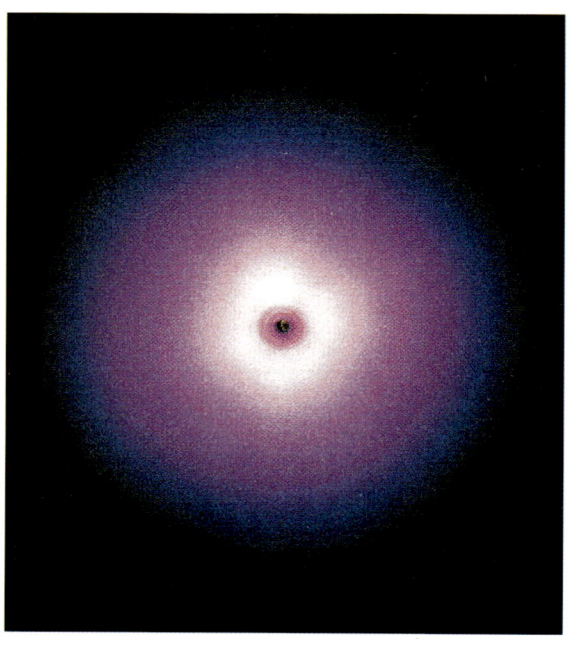

40 Colorplate-Strahlenbild
der Walnußessenz (siehe S. 209)

Zitate

Die Menschen sind einsam, weil sie Mauern errichten, statt Brücken zu bauen. *Josef Fort Newton*

Ich wünschte, meine Seele hätte Fenster, damit ich meine Gefühle sehen könnte. *Artemus Ward*

Wer sich überhebt, verrät, daß er noch nicht genug nachgedacht hat. *Christian Morgenstern*

Verletzlichkeit ist ein wunderbarer Schutz.
Game of Transformation

Die schlimmste Sünde gegenüber unseren Mitmenschen ist nicht, sie zu hassen, sondern ihnen gegenüber gleichgültig zu sein. Darin liegt der Kern der Unmenschlichkeit.
George Bernard Shaw

Einen wirklich großen Menschen zeichnet tiefe Demut aus.
Margot Asquith

Sprich, damit ich dich sehe. *Sokrates*

35
Weiße Kastanie

Aesculus hippocastanum
White Chestnut

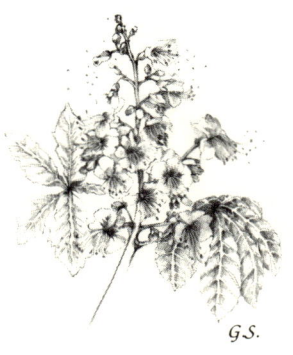

Thema:
Sammlung – Konzentration

Die Blütenessenz fördert und unterstützt:
Stille und geistige Ruhe; den durch zuviel Nachdenken behinderten Schlaf; das Loslassen von Gedanken während der Meditation; Konzentration beim Lernen und in der Schule (Universität); die Entlastung des Kopfes; das Vertrauen, daß die Lösung eines Problems zur richtigen Zeit erfolgt; die Präsenz; Sammlung.

Sie lernen:
sich zu entspannen; ihre Gedanken zu ordnen; immer wiederkehrende Gedanken loszulassen; besser zu verstehen, weshalb Sie gewisse Probleme und Schwierigkeiten nicht aus dem Kopf bekommen; unerledigte Konflikte mit anderen zu erkennen und sich ihnen zu stellen.

Wird eingesetzt bei:
Schulproblemen, die durch Mangel an Konzentration entstanden sind; ständige Beschäftigung mit Sorgen; Müdigkeit; Gedankenschwere; Spannungen, vor allem im Kopfbereich; Erschöpfung; Einschlafschwierigkeiten infolge ständigen Grübelns; dauerndem Kreisen um ein Problem; Zerstreutheit; zwanghaftem Wiederholen von Gedanken; Kopflastigkeit.

Zitate

Daß die Vögel der Sorge und des Kummers über deinem Haupte fliegen, kannst du nicht ändern. Aber daß sie Nester in deinem Haar bauen, das kannst du verhindern.
chinesisch

Statt uns an Dinge zu erinnern, die uns unangenehm sind und uns seelisch belasten, sollten wir versuchen, sie zu vergessen. Leere deinen Kopf von unerwünschten Gedanken, bevor du dich schlafen legst, so wie du auch deine Taschen leerst.
Eric Butterworth

Was kümmert mich morgen – wenn ich heute gelebt habe!
Horaz

Wir sollten uns mit großen Problemen beschäftigen, solange sie noch ganz klein sind.
Jadwiga Rutkowska

Werde Dir aller ungelösten Konflikte mit Dir und Deinen Mitmenschen bewußt. Lerne sie zu verstehen und zu lösen und Du wirst merken, daß sich Dein Gemüt beruhigt und Du getrost schlafen kannst.
Little Elve

Wenn die ganze Welt von der Seele abfällt, dann kommt die Seele zur Ruhe.
Meister Eckhart

36
Waldtrespe

Bromus ramosus
Wild Oat

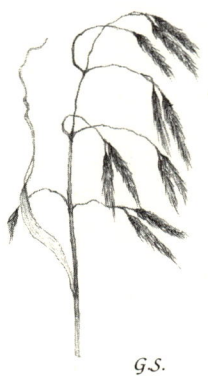

Thema: **Wesentliches Erkennen – Selbstverwirklichung**

Die Blütenessenz fördert und unterstützt:
das Finden der Lebensaufgabe; das Erkennen der persönlichen Berufung; Zentrierung; Eindeutigkeit; Klarheit; Synthese; Prioritäten setzen; Zielfindung.

Sie lernen:
sich weniger zu verzetteln; sich auf das Wesentliche zu besinnen und zu beschränken; Ihre verschiedenen Fähigkeiten zu vereinen und umzusetzen; sich ganz auf eine Sache einzulassen; besser mit Ihren Energien umzugehen; Unerledigtes aufzuarbeiten; Wichtiges zu erkennen und an die erste Stelle zu stellen; Schritt für Schritt voranzugehen.

Wird eingesetzt bei:
Unsicherheit, welchen Weg man einschlagen soll; großen Begabungen, die man jedoch oftmals brachliegen läßt; Mangel an Konsequenz; Ungewißheit; Schwierigkeiten und Unsicherheit bei der Schul- und Berufswahl, insbesondere bei Jugendlichen; Unzufriedenheit; Frustration; Unsicherheit, welche der vielen Blütenessenzen die richtigen sind.

Zitate

Nichts macht das Leben ärmer, als vieles anfangen und nichts vollenden. *Christian Morgenstern*

Die Berufung offenbart sich wie ein Gesetz Gottes, aus dem es kein Entrinnen gibt. *Carl Gustav Jung*

Wenn du auch zehntausend Felder hast, kannst du nur ein Maß Reis am Tage essen, wenn auch dein Haus tausend Zimmer enthält, kannst du nur acht Fuß Raum brauchen bei Nacht. *chinesisch*

Bei dem vielen Zeug, das ich vorhabe, würde ich verzweifeln, wenn nicht die große Ordnung, in der ich meine Papiere halte, mich in den Stand setzte, zu jeder Stunde überall einzugreifen, jede Stunde in ihrer Art zu nutzen und eins nach dem andern vorwärts zu schieben.
Johann Wolfgang von Goethe

Es gibt Hunderte von Aufgaben, die wir an einem Tag erledigen möchten, aber wenn wir sie nicht langsam nach und nach angehen, so wie der Sand durch den engen Hals des Stundenglases rinnt, werden wir körperlich und seelisch Schaden erleiden. *Ted Bengermino*

Prioritäten setzen heißt, auswählen, was liegen bleiben soll.
Helmar Nahr

Wer seinen Geist auf einen Punkt zu sammeln weiß, dem ist kein Ding unmöglich. *Gautama Buddha*

37
Heckenrose

Rosa canina
Wild Rose

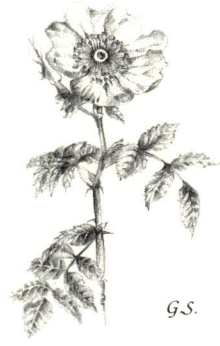

Thema: **Lebensfreude – Motivation – Vitalität – Lebendigkeit**

Die Blütenessenz fördert und unterstützt:
Lebensmut und Freude; Lust am Leben und der Arbeit; Wachheit; den Lebenswillen; sich einzulassen auf Menschen und Situationen; Lebendigkeit; Enthusiasmus; Kreativität; Spontanität; Bewegungsfreude; Hingabefähigkeit; Abenteuerlust.

Sie lernen:
wieder Freude und Interesse am Leben zu finden; sich dem Leben und seinen Herausforderungen zu stellen; sich nicht allzu leicht mit allem abzufinden; wieder zu kämpfen; ja zum Leben zu sagen.

Wird eingesetzt bei:
Resignation; Phlegma und Mutlosigkeit; Apathie; Depressivität; Lustlosigkeit; Langeweile; Müdigkeit; Blässe; Antriebslosigkeit; Unbeweglichkeit; Trägheit; Passivität; monotoner Stimme; dem Gefühl, gelähmt zu sein; Therapieresistenz; schulischen Schwierigkeiten, die aufgrund von Resignation, Mangel an Motivation und Lustlosigkeit auftreten.

Zitate

Leben ist mehr als Atmen: Leben heißt Handeln, sich der eigenen Organe, der Sinne und Fähigkeiten zu bedienen – all der Teile im Innern, die uns das Gefühl geben, lebendig zu sein.
Jean-Jacques Rousseau

Wer träge ist, kann Gott nicht finden.
Paramahansa Yogananda

Wo sich kaum mehr was regt, ist fast alles tot. Ich bin froh, mich auch schlecht zu fühlen und leiden zu können – zu spüren: ich lebe.
Kristiane Allert-Wybranietz

Alles ist Weg. Wenn du nur gehen willst.
In der Wüste ist kein Wasser, solange du nicht danach gräbst.
Reiner Frei

Niemand wird allein durch die Anzahl der Jahre alt und müde. Wir werden alt und müde, weil wir unsere Idee aufgeben. Die Jahre lassen unsere Haut welken, aber die Unfähigkeit zur Begeisterung läßt die Seele welken.
Samuel Ullmann

Der Mensch, der keine Fehler macht, kennt weder Mut noch Abenteuerlust. Er wagt nie etwas Neues. Er ist eine Bremse für die Räder des Fortschritts. *M. W. Larmour*

Wir sind nicht nur verantwortlich für das, was wir tun, sondern auch für das, was wir nicht tun. *Molière*

38
Weide

Salix vitellina
Willow

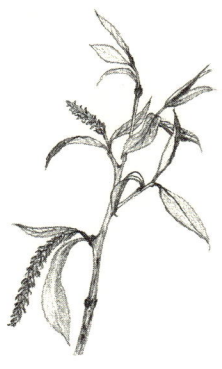

Thema: **Aussöhnung – Vergeben – Selbstverantwortung**

Die Blütenessenz fördert und unterstützt:
das Verzeihen; das Erkennen, daß es kein ungerechtes Schicksal gibt und Sie daher auch nicht sein Opfer sind; Aussöhnung; das Nachgeben; positives Denken; den inneren Frieden.

Sie lernen:
Ihren Anteil am Scheitern von Beziehungen, Projekten, Gesundwerden zu erkennen; sich und andere durch Ihre Destruktivität nicht zu vergiften; zu erkennen, daß Sie das ernten, was Sie säen; die Verantwortung für sich zu übernehmen; Ihre Schattenseite zu sehen und anzunehmen.

Wird eingesetzt bei:
Widerstand; Verbitterung durch Schicksalsschläge; Zorn; Trotz; Neid; Groll; Unversöhnlichkeit; Haßgefühlen; Ressentiments; Feindseligkeit; Unbelehrbarkeit; der Neigung, anderen die Schuld zuzuweisen; Schadenfreude; Negativität; Widerstand im therapeutischen Prozeß.

Zitate

Es ist nicht eine blinde Macht von außen, deren Spielball wir sind, sondern es ist die Summe der Gaben, Schwächen und anderer Erbschaften, die ein Mensch mitgebracht hat.
Hermann Hesse

Widerstand erzeugt Schmerzen. *Reiner Frei*

Die Selbsterkenntnis beginnt genau an dem Punkt, an dem wir für einen Mißerfolg nicht andere, sondern uns selbst verantwortlich machen. *unbekannt*

Es ist nicht so wichtig, was das Schicksal uns auferlegt; wichtig ist, wie wir damit umgehen.
Wilhelm von Humboldt

Tut dir ein Freund Übles, so sprich:
Ich vergebe dir, was du mir tatest.
Daß du es aber dir tatest,
wie könnte ich das vergeben. *Friedrich Nietzsche*

Erlösung kommt von innen, nicht von außen
und wird erworben nur und nicht geschenkt.
Sie ist die Kraft des Innern, die von draußen
rückstrahlend deines Schicksals Ströme lenkt.
Was fürchtest du? Es kann dir nur begegnen,
was dir gemäß und was dir dienlich ist.
Ich weiß den Tag, da du dein Leid wirst segnen,
das dich gelehrt zu werden, was du bist.

Ephides, Band VII

Notfalltropfen
Rescue Remedy

Dr. Edward Bach gelang es, in den Jahren 1930–1936 eine spezielle Mischung aus fünf verschiedenen Essenzen zuzubereiten, die eine besonders beruhigende und stabilisierende Wirkung in physischen und emotionalen Krisen zeigte. Es handelt sich hier um:

- IMPATIENS (Impatiens glandulifera)
  (Erregung, Spannung, Unruhe, Nervosität, Verkrampfung, Streß)
- CLEMATIS (Clematis vitalba)
  (Geistesabwesenheit, Ohnmachtsneigung, Gefühl, den Kontakt zum Körper zu verlieren, Leere)
- ROCK ROSE (Helianthemum nummularium)
  (Panik, Schrecken, Terror, Neigung zu Hysterie)
- CHERRY PLUM (Prunus cerasifera)
  (Angst, die Kontrolle zu verlieren, Durchdrehen, Druck, körperliche und psychische Anspannung)
- STAR OF BETHLEHEM (Ornithogalum umbellatum)
  (Schock, Betäubung, Gefühl des Gelähmtseins)

Das im Handel angebotene Blütenessenzen-Set (»stock bottles«) enthält eine oder zwei Flaschen RESCUE. Die Mischung zum Einnehmen stellt man her, indem man einen bis zu 50%igen Alkohol mit Quellwasser vermischt (Verhältnis 1:1) und diesem 5–7 Tropfen aus der RESCUE-Vorratsflasche hinzufügt.

Das fertige Mittel bietet Erleichterung und Unterstützung in folgenden Situationen:
Schock, Panik, große Not und Sorgen, Nervenzusammenbruch, Streitigkeiten, Streß, Lampenfieber, Prüfungsangst, Reiseangst, Unfall, Verbrennungen, Insektenstiche, akute Zahnschmerzen, Alpträume, Platz- und Höhenangst, großes seelisches Durcheinander, schlechte oder schockauslösende Nachrichten, große Verzweiflung, Angst oder Panik vor Arztbesuch, vor und nach Operationen und Entbindung, Angst vor großen Menschenansammlungen etc.

Das Zusammenwirken dieser fünf Blütenessenzen bewirkt eine Harmonisierung von Körper, Geist und Seele und unterstützt die uns innewohnenden Selbstheilkräfte, welche besonders durch ein Trauma reduziert sein können. RESCUE hat Tausenden von Menschen geholfen und wird inzwischen weltweit von Medizinern und Laien eingesetzt.

Anwendung
In Krisensituationen werden in der Regel bis zur feststellbaren Erleichterung in fünf- bis zehnminütigen Abständen je vier Tropfen auf oder unter die Zunge gegeben (evtl. mit Wasser verdünnt schluckweise trinken). Die Flüssigkeit soll kurz im Mund belassen werden. Anschließend werden zur Stabilisierung 4 Tropfen stündlich, nach Bedarf einige Tage lang 4 x 4 Tropfen täglich eingenommen. Sollte die Situation eine orale Einnahme unmöglich machen, kann RESCUE auch auf die Schläfen, in die Armbeuge, hinter den Ohren oder am Puls eingerieben werden. Vor Operationen, Entbindung, Prüfungen und ähnlichen Belastungssituationen ist es sinnvoll, RESCUE circa drei Tage vorher (4 x 4 Tropfen täglich) vorbeugend einzunehmen.

Äußerliche Anwendung
Notfallcreme – RESCUE CREAM

Im Handel ist eine NOTFALLCREME zur äußerlichen Anwendung erhältlich. Die Notfallcreme hilft bei schlecht verheilenden Wunden, Insektenstichen, allergischen Reaktionen, Sonnenbrand, Schwellungen, blauen Flecken, Prellungen, Quetschungen und Verstauchungen, Brüchen, Beulen, starken Verspannungen, leichten Entzündungen und Schnittwunden. Auch bei Stillproblemen ist RESCUE CREAM eine gute Hilfe.

Alte Narben verhindern oftmals den freien Fluß von Energien und sollten deshalb auch nachträglich behandelt werden. Durch das regelmäßige sanfte Einmassieren der Salbe (einmal täglich) wird die Narbe wieder durchlässiger und der Energiefluß positiv beeinflußt. Falls keine Notfallcreme erhältlich ist, kann man ebensogut einige RESCUE-Tropfen aus der Einnahmeflasche auf die zu behandelnde Stelle auftragen.

Besonders bewährt hat sich die Beimengung der RESCUE-Tropfen in ein Sonnenschutzmittel. Geben Sie auf 100 ml Sonnenlotion 20 Tropfen RESCUE aus der Stock-bottle. Das so zubereitete Sonnenschutzmittel soll vor jedem Gebrauch gut geschüttelt werden. Nach dem Sonnenbad empfiehlt es sich, einer Lotion oder einem Körperöl wiederum die RESCUE-Tropfen im gleichen Verhältnis beizufügen. Besonders empfindliche Hautpartien sollen vor und nach dem Sonnenbad zusätzlich mit RESCUE CREAM behandelt werden.

Bei akuten Schmerzzuständen, größeren Verletzungen oder schweren seelischen Ausnahmezuständen muß immer ein Arzt zu Rate gezogen werden. In diesem Fall bietet RESCUE bis zum Eintreffen eines Arztes eine große Hilfe.

Ausführliche Informationen über die vielseitigen Anwendungsgebiete von RESCUE können dem Buch »Die heilenden Energien der Bachblüten« von Gregory Vlamis (Aquamarin-Verlag) entnommen werden.

Anwendung der Blütenessenzen

Die im Handel angebotenen oder selbsthergestellten Essenzen (stock bottles) sind die Grundlage zur Zubereitung der individuellen Blütenmischung.
Man benötigt ein 30 ml-Pipettenfläschchen, welches vor Gebrauch mit kochendem Wasser gereinigt wurde.
Der persönlichen Thematik entsprechend werden auf 30 ml Trägersubstanz (einem Gemisch von ca. 50%igem Alkohol und Quellwasser im Verhältnis 1:1) drei Tropfen der jeweiligen Blütenessenz beigemischt. Sollte kein Quellwasser verfügbar sein, dann verwendet man am besten ein kohlensäurefreies Tafel- oder Mineralwasser, im Notfall einfaches Leitungswasser.
In der Regel nimmt man täglich 4 x 4 Tropfen, am besten auf oder unter die Zunge, nach Wunsch noch einmal mit Wasser verdünnt, ein. Bei der Einnahme ist darauf zu achten, daß die Tropfen nicht mit Metall in Berührung kommen und eine Weile im Mund belassen werden.

Einnahme

Die Bachblüten werden vorwiegend über die Mundschleimhaut aufgenommen. Damit die Wirksamkeit der Tropfen gewährleistet ist, sollte man mindestens eine Viertelstunde vor und nach der Einnahme nicht essen, trinken, Zähne putzen oder rauchen.
Die Essenzen können auch äußerlich angewendet werden,

indem viermal täglich vier Tropfen auf den Schläfen, hinter den Ohren, den Handgelenken oder den Armbeugen aufgetragen und verrieben werden. Bei Säuglingen oder Kleinkindern, die sich gegen die Einnahme von Mitteln wehren, kann dies eine Hilfe bzw. Alternative sein.

Nur die regelmäßige Einnahme gewährleistet einen Erfolg. Die Dauer der Einnahme einer bestimmten Mischung hängt von den jeweiligen Bedürfnissen und deren Aktualität ab.

In der Regel wird zumindest eine 30-ml-Flasche bis zum Ende eingenommen. Ebenso kann individuell entschieden werden, wie viele verschiedene Essenzen gleichzeitig in einer Mischung enthalten sein sollen.

Verschiedene Genußmittel können durch ihre Eigenschwingung die Wirkung der feinstofflichen Blütenessenzen beeinträchtigen. Möglichst vermieden werden sollten während einer Einnahmezeit: koffeinhaltiger Kaffee, Schwarztee, Coca-Cola, Pfefferminztee sowie alle anderen Produkte, die Pfefferminze enthalten.

Eine kurze Einstimmung auf die Thematik und eine innere Verbindung mit der jeweiligen Blüte vor der Einnahme ist hilfreich.

Tritt nach der Einnahme einer 30-ml-Flasche keine spürbare Wirkung ein, kann es sein, daß entweder nicht die richtigen Mittel gewählt wurden oder die Einnahmezeit nicht ausreichend war. In diesem Falle gibt es folgende Möglichkeiten:

- das weitere geduldige Einnehmen der ursprünglichen Essenzen
- die Zusammenstellung einer neuen Blütenmischung
- Ersatz der Erstkombination durch WILD OAT, HOLLY und CERATO für einige Tage. Diese Mischung hilft, die

Problematik besser zu erkennen und eine eventuell passendere Kombination zu wählen.

Wenn es schwierig erscheint, sich selbst oder anderen eine neue Blütenkombination zusammenzustellen, ist es ratsam, einen erfahrenen Bachblüten-Berater aufzusuchen.
Trotz der Wirkung der Essenzen ist oft eine medizinische oder psychotherapeutische Behandlung erforderlich. Bei Krankheitssymptomen und schweren psychischen Krisen ist auf jeden Fall zur Absicherung ärztliche Hilfe in Anspruch zu nehmen.
In der Regel sind Menschen, die herkömmliche Medikamente anwenden, an eine rasche Wirkung gewöhnt. Blütenessenzen heilen über die Seele, die alleine ihr entsprechendes Maß, Tempo und ihren Weg wählt.
Dies erklärt die individuell sehr unterschiedlichen Wirkungsweisen und Reaktionen. So dauert für manche Menschen der Heilungsprozeß oft länger als erwartet. Diese Zeit ist dann oft »notwendig«. Während dieser Phase können folgende Essenzen eine wertvolle Hilfe leisten:

- IMPATIENS (bei Ungeduld)
- GENTIAN (bei Entmutigung und Zweifel)
- GORSE (bei Hoffnungslosigkeit)
- WILD ROSE (bei Resignation)
- CENTAURY (zur Willensstärkung)
- CLEMATIS (bei zu wenig Motivation, seine Situation verändern zu wollen)

Treten bei der Einnahme von Blütenessenzen Krisen auf (z. B. aus dem Unterbewußtsein auftauchende Gefühle, Ängste oder Unsicherheit etc.), können kurzfristig nach Einnahme der persönlichen Mischung zusätzlich in Abstän-

den von ca. 15 Minuten jeweils vier Tropfen RESCUE genommen werden.
Der Wunsch nach Veränderung löst oft gleichzeitig heftige, oft unbewußte Widerstände aus, die die Wirkung der Blütenessenzen verhindern oder beeinträchtigen können. Diese gilt es erst einmal zu akzeptieren. Erfahrungsgemäß ist es am besten, mit der Einnahme der Bachblüten fortzufahren, sich jedoch zur Unterstützung dieser schwierigen Phase folgende Blütenkombination zuzubereiten, welche jeweils zwei Stunden nach Einnahme der eigenen Mischung eingenommen wird:

- WILLOW (bei Widerstand, Trotz)
- ROCK ROSE (bei starker Angst vor Veränderung)
- HOLLY (für Vertrauen)
- MIMULUS (für Mut, um sich auf neue Erfahrungen einzulassen)
- CLEMATIS oder WILD ROSE (zur Förderung der Motivation)

In vielen Fällen genügt die Einnahme der Blütenessenzen als Impuls, eine bestehende Problematik in Bewegung zu setzen und aufzulösen. In anderen Fällen ist es aber möglich, daß ein Problem durch die Blütenessenzen verstärkt ins Bewußtsein tritt und das Bedürfnis nach einem Gespräch oder nach Unterstützung weckt. Geben Sie Ihrem Impuls nach und holen Sie sich diese Unterstützung, wo immer Sie sie finden (bei Ihrer Familie, bei Freunden, Bekannten, Therapeuten usw.).
Ich selbst habe in Krisenzeiten sehr gute Erfahrungen gemacht, wenn ich meine Kreativität mobilisiert habe. Für mich ist die optimale Form, mich auszudrücken, die Seidenmalerei. Über dieses Medium gelingt es mir, meine unbe-

wußten und oft auch dunklen Seiten ans Licht und ins Fließen zu bringen. Zusätzlich bringt mir die Zeit des Malens Freude, Harmonie und Entspannung.
Eine andere und oft bewährte Möglichkeit sehe ich in körperlichen Aktivitäten wie Laufen, Tanzen, Gymnastik sowie jeder Art von Sport.
Das Hinausgehen in die Natur, vor allem in Zeiten der Depression, Freudlosigkeit, Müdigkeit und/oder allgemeiner Mißstimmung vermag uns meist wieder näher zu unserer Mitte und so zu größerem Wohlbefinden zu führen.

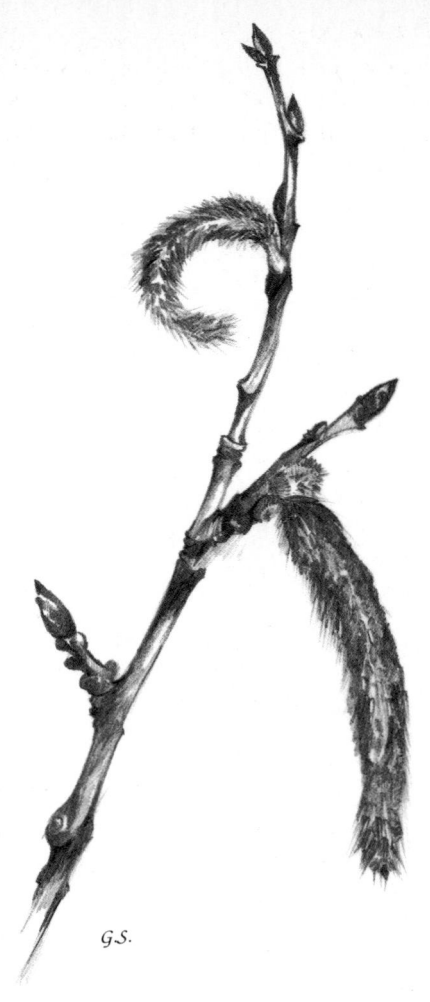

Aufbewahrung der Blütenessenzen:
Die Bachblütenessenzen (»stock bottles«) sowie die zubereiteten Einnahmefläschchen sollten möglichst nicht in der Nähe von Stromleitungen oder elektrischen Geräten aufbewahrt werden.

Mein Weg

Seit ich denken konnte, war mein sehnlichster Wunsch, Lehrerin oder Ärztin zu werden. Meine Patin, Anni Bruning, war die Frau unseres Hausarztes und eine Lehrerin von wunderbarer seelischer, geistiger und menschlicher Tiefe. In ihrem Vorbild durfte ich die ersten zehn Jahre meines Lebens heranwachsen, und tief prägte sich ihr feines und mutmachendes Wesen in mir ein.
Ein weiteres Vorbild war mir die liebevolle und vor allem erdverbundene, ruhige Gegenwart unserer »Kathi«. Viele Jahre lebte sie als guter Geist bei uns und war in Haushalt und Landwirtschaft tätig. Selbst heimatlos, erspürte sie die Bedürfnisse von mir und meinen fünf Geschwistern, die unserer tüchtigen, aber ewig geschäftigen und arbeitenden Mutter nicht auffielen. Ich verdanke ihr nicht nur Wärme und Geborgenheit, sondern auch einen frühen Zugang zur Natur. Als Sennerin verbrachte sie viele Sommer auf den Almen und nahm mich immer wieder mit hinauf auf die Berge. Sie lehrte mich die Namen der Pflanzen und Blumen und hatte ihre Freude an meinem wachsenden Interesse. Ich durfte ihr schildern, was ich alles sah und schaute, und sie nahm meine Phantasie, meine Wahrnehmungen und Erzählungen ernst und hörte mir stets zu.
Sie lächelte nicht darüber, daß ich stundenlang in den blühenden Almwiesen lag, und meinte höchstens, daß ich wohl »rauschig« werden würde vom vielen »Schmecken« der Blumen, vor allem vom Arnika, dem Speick und dem Blutströpfl.

Meine schlechten schulischen Leistungen von früh an bis zum Ende meiner Schulzeit machten mein Hoffen und Sehnen zunichte, Volksschullehrerin zu werden. Das Erlernen von schulischen Unterrichtsgegenständen, die in mir kein Echo auslösten, die ich einfach nicht verstand – vielleicht auch nicht verstehen wollte –, fiel mir so schwer, daß ich mich entschied, keine weitere schulische Ausbildung zu verfolgen. Ich beschloß, als Volontärin in das Hotelfach einzusteigen, und verbrachte in der Folge 16 Jahre in diesem Metier. Der in diesem Beruf übliche intensive Umgang mit Menschen sowie viele Auslandsaufenthalte zum Sprachenstudium erwiesen sich als eine gute Vorbereitung für meine heutige Arbeit. Meine Lust und Liebe zu der Tätigkeit als Fremdenführerin und Reisebegleiterin verstärkte immer mehr mein Bedürfnis, intensiver mit Menschen zu arbeiten; gleichwohl konnte ich mir damals noch nicht vorstellen, auf welche Art und Weise dies geschehen könnte. Ein mir oft unverständliches »Fernweh« führte mich in meiner Jugend in viele ferne Länder, und selbst die zum Schluß unternommene Weltreise brachte meinem unruhigen Wesen keine Erfüllung. Viel später erst wurde mir klar, daß ich fast immer gehofft hatte, das Glück und Heil woanders zu finden. Ich erkannte, daß ich mich und alle meine Probleme und Ungereimtheiten in mir mittrage, wohin auch immer ich gehe, und sei es bis ans Ende der Welt. Mit siebenundzwanzig Jahren begann für mich eine sehr schmerzvolle Zeit. Depressionen, Mutlosigkeit sowie das Gefühl der Sinnlosigkeit ließen mich mein bisheriges Leben stark in Frage stellen. Trotz beruflichen Erfolges und materieller Sicherheit – ich leitete damals ein Hotel – erschien mir meine Arbeit nun als leer und unbefriedigend. Die Beziehung zu einem mir lieben Menschen und Partner ging in die Brüche, und das erste Mal in meinem Leben begann ich zu begreifen, daß ich kein Opfer meines Schicksals bin: ich selbst prägte mein Leben mit allen seinen freudvollen und schmerzlichen Erfahrungen. Ich erkannte auch, daß meine zwischenmenschlichen Beziehungen, vor allem meine Partnerschaften, nicht an meiner vermeintlich mangelnden Intelligenz und Schönheit scheiterten, sondern an meinen Glaubenssätzen und meinem frühen Lebensskript sowie den daraus folgenden negativen Verhaltensmustern. Obwohl ich dies einsah, war ich doch unfähig, aus meinem Dilemma herauszukommen.

Als Wink, ja als Geschenk des Himmels trat Elsa in mein Leben, die Mutter meines damaligen Freundes. Als sie mich und meinen Zustand erkannte, erzählte sie mir von den Bachblüten; dieser Begriff hat mich augenblicklich berührt und etwas in mir anklingen lassen. Ich fühlte plötzlich von diesem Wort einen geheimen Zauber ausgehen. Hoffnung, Vertrauen und Neugier weckte es in mir, und ich nahm dankbar das Angebot an, Elsas Tochter Lisa, die aus Amerika gekommen war, zu besuchen, um die Blütenessenzen kennenzulernen. Es folgten eine Reihe von wunderbaren Gesprächen mit Elsa, die mich mit einer ganz anderen Welt und einer für mich neuen, sehr ansprechenden Philosophie in Berührung brachten. Elsa ist Rosenkreuzerin. Sie sprach über Themen, die mich tief berührten, und die mir doch auf geheimnisvolle Weise so vertraut schienen. Hier empfing ich etwas wie eine Bestätigung oder Erlaubnis, das mir bereits innewohnende Wissen aus dem Unterbewußtsein zu heben und zu bejahen. Binnen einer Woche war meine Depression wie weggewischt. Nun wurde mir mein Mangel an Flexibilität, mein Streben nach materieller Absicherung sowie meine Trägheit bewußt, mich der schon lange schwelenden Unzufriedenheit zu stellen. Heute weiß ich, daß ich jenes schwere Jahr nicht hätte erleben müssen, wenn ich freiwillig dem Ruf meines Inneren gefolgt wäre und eine Veränderung hin zu einem bewußteren, tieferen und erfüllteren Leben herbeigeführt hätte. Mir wurde auch klar, wie oberflächlich ich bisher gelebt hatte.

Die für mich so überaus aufschlußreichen Gespräche mit Elsa sowie die spontane Wirkung der Blütenessenzen öffneten mir den Zugang zu dem seelisch-geistigen Wesen in meinem Inneren. Es folgten viele Jahre der intensiven Beschäftigung mit der Spiritualität, der Natur, den kosmischen Gesetzmäßigkeiten und vor allem dem Gesetz von Ursache und Wirkung. Das Leben wurde für mich ein interessantes Abenteuer. Ich kann nicht sagen, daß es leichter wurde, auf jeden Fall aber wurde es wesentlicher, erfüllter und reicher, vor allem durch neue Möglichkeiten, anstehende Probleme zu verstehen und in der Konsequenz besser mit ihnen umgehen zu können. Die Wirkung der Blütenessenzen war für mich ein Schlüsselerlebnis, und schon bald begab ich mich nach England in das Bach-Zentrum, um die Blütenessenzen zu besorgen und mehr Information und Literatur über Leben und Werk von Dr. Edward Bach zu erhalten. Im einfach, aber liebevoll gestalteten Bach-Zentrum wurde ich herzlich willkommen geheißen. Besonders Nora Weeks, eine Mitarbeiterin Dr. Edward Bachs, bestärkte mich in meinem Wunsch und Bedürfnis, mich mit der Thematik zu beschäftigen und vermehrt mit den Blütenessenzen zu arbeiten. So begann ich im Rahmen meines unmittelbaren Freundeskreises, später auch im Rahmen meiner Tätigkeit in der Hotel- und Touristikbranche, die Blütenessenzen vielfältig einzusetzen. In Österreich waren damals die Essenzen noch so gut wie unbekannt. Jene zunächst sehr einsame Pionierzeit war mangels Erfahrung und Austauschmöglichkeit mit anderen sowie wegen meines mangelnden Selbstvertrauens recht schwierig. Der Durchbruch kam, als ich meinen britischen Touristen anläßlich der 14tägigen Besichtigungstouren durch Österreich die Blütenessenzen für vielfältig auftretende körperliche sowie seelische Probleme anbot. Der englische Gast, offen für natürliche Heilmittel, war ein wunderbarer Lehrer für mich, und ich denke mit Dankbarkeit an die zahlreichen Erfolge mit den Essenzen in jener Zeit zurück. Oft versuchte ich jedoch auch, die Wirkung der Essenzen auf Zufälle oder den Glauben an diese zurückzuführen. Die vielfältigen und oft verblüffenden Erfolge der Essenzen bei mir, meinen Freunden und den englischen Gästen, aber auch bei meinen Pflanzen, zerstreuten allmählich meine Zweifel und beruhigten meinen kritischen Geist. Trotzdem erlebte ich während der vielen Jahre, die ich mich nun mit Blütenessenzen beschäftigte, immer wieder Phasen der Unsicherheit und des Zweifels. Zeitenweise räumte ich die Fläschchen fort und versuchte wieder alte Wege zu gehen. Auch dies gehört zu meiner Geschichte. Nach einiger Zeit rief mich dann meist jemand an und erzählte mir, welch gute Wirkung die Essenzen bei ihm erzielten – und ich nahm meinen Weg wieder auf, mit neuem Vertrauen und neuem Schwung.

Je mehr ich mich mit der Lehre Dr. Edward Bachs und den Wirkungsbereichen der Essenzen beschäftigte, desto deutlicher wurde mir bewußt, wieviel ich noch zu lernen hatte. Vor allem im Gespräch bemerkte ich meinen Mangel an Geduld, Achtsamkeit und Kenntnis der menschlichen Psyche im allgemeinen. Ich nahm verstärkt mein eigenes Bedürfnis wahr, im Mittelpunkt des Geschehens zu stehen, sowie meinen Hang, für den anderen alles besser zu wissen. Auch fiel es mir oft schwer, die im Vordergrund stehende Problematik zu erfassen und ihr die entsprechenden Blüten zuzuordnen. Nach und nach wurde mir mein »Helfersyndrom« bewußt, und so begann in mir der Wunsch nach einem Werkzeug zu reifen, mit dessen Hilfe ich im Gespräch und im Umgang mit Menschen eine »stimmigere« Haltung würde einnehmen können.

Man bot mir an, bei der Telefonseelsorge mitzuarbeiten. Voraussetzung für diese Tätigkeit war eine einjährige Ausbildung in der klientenzentrierten Gesprächspsychotherapie nach Carl Rogers. Immer waren es Menschen in Not, Verzweiflung und mit unbewältigten Problemen, Menschen, die in Abhängigkeiten gefangen waren, die sich an die Telefonseelsorge wandten. Ich spürte Sinn und Befriedigung in meiner Arbeit und beschloß, endgültig einen Beruf auszuüben, der es mir ermöglichte, Menschen in schwierigen Lebensphasen zu begleiten. Mit Schrecken erfaßte ich, wieviel Einsamkeit, Schmerz, Trauer und Verzweiflung, aber auch Armut, Wohnungsproblematik etc. hinter der idyllischen, schönen Fassade Salzburgs verborgen lagen. Daß so viele Kinder anriefen und ihre schulischen und seelischen Probleme schilderten, bestürzte mich zutiefst. Zur gleichen Zeit erlebte ich selbst weiterhin herausfordernde und oft schwierige Phasen. Ich erfuhr jedoch in all diesen Jahren viel Hilfe, Trost und Zuspruch durch meine Freunde – vor allem in der Zeit, als mein Sohn Michael geboren wurde und ich mit seiner Betreuung ganz auf mich alleine angewiesen war. In diesem Zusammenhang möchte ich mich bei meinen Freunden Erni, Ruth und Hilde, Lucy und Hans sowie Alexandra, Inge und Eva Maria ganz herzlich bedanken.

Jene drei Jahre, die ich mit Michael zu Hause war, nutzte ich, um eine weitere und vor allem umfassendere Ausbildung in Gesprächstherapie zu absolvieren. Meine früheren Lernblockaden verschwanden; nun hatte das zu Lernende für mich einen Sinn und war der Mühe wert.

In fast jeder folgenden Ausbildung, Selbsterfahrungsgruppe oder anderen therapeutischen Interventionstechniken wurde mir bewußt, daß mir in den vielfältigen Angeboten eine weitere Ebene fehlte. Auch wenn ich von der herkömmlichen psychologischen Ausbildung im Umgang mit Menschen und in meiner Arbeit enorm profitierte, so spürte ich doch das Fehlen einer anderen Dimension. Als ich durch das Buch »Das geheime Leben von Pflanzen« von Christopher Bird und Peter Tompkins auf Findhorn stieß und mich wenige Wochen später jemand auf dieses Zentrum spiritueller Erwachsenenbildung aufmerksam machte, nahm ich diesen Wink des Lebens wahr und besuchte 1982 und in der Folge noch mehrere Male diesen schönen und kraftvollen Ort. Hier erschloß sich mir zum zweiten Mal eine spirituelle Ebene. Die Art und Weise, wie die Einzel- und Gruppentherapeuten dort mit Menschen arbeiten, sprach mich sehr an und stand vor allem im Einklang mit meinen Vorstellungen über inneres Wachstum und Heilung. Die Findhorn-Gemeinschaft wurde 1961 von Peter und Eileen Caddy (Findhorn Foundation, Cluny Hill College, Forres IV36 ORD, Schottland) gegründet und richtet sich mit ihrem Angebot von Seminaren und Workshops an Menschen, die zur Natur im Äußeren und im Inneren einen besseren Zugang sowie größeres Verständnis erlangen, und die in Arbeitsprojekten neues Gruppenbewußtsein und Verhalten entwickeln wollen. Findhorn bzw. die dort besuchten Workshops halfen mir, mehr Eigenverantwortung zu übernehmen und zu erkennen, daß ich nicht nur eine innere Aufgabe mir selbst gegenüber zu erfüllen habe, sondern ebenso Verantwortung dem Kollektiv gegenüber trage. Das Lebens- und Gedankengut sowie die Erfahrungen von Eileen Caddy und Dorothy Maclean, David Spangler und Sir George Trevelyan, die es sich zur Aufgabe gemacht haben, sich mit

vermehrter Liebe, Kommunikation und Behutsamkeit der Natur zu nähern, berührten mich sehr.
Seit jener Zeit beschäftigte ich mich intensiv mit den die Natur betreuenden Pflanzen-Devas und anderen Wesen. Nun konnte ich mich wieder, wenn auch nur vage, an meine Kindheitsbilder von Schutzengel, Devas und anderen Wesen in der Natur erinnern. Bei der Zubereitung von Blütenessenzen sowie in meiner Arbeit, vor allem mit Kindern, stimme ich mich auf diese Wesenheiten ein und werde oft durch ihre Gegenwart geleitet und inspiriert.
In Findhorn begegneten mir auch zum ersten Mal die von Richard Katz und Patricia Kaminsky entdeckten »Californischen Blütenessenzen«. Nach langjähriger Überprüfung konnte ich deren Wirksamkeit und Wert erkennen. Ich möchte diese Essenzen, die für mich eine Erweiterung und Ergänzung des Bachschen Blütensystems darstellen, bei meiner Arbeit nicht mehr missen.
Auf Hahnemann Bezug nehmend, erklärte Dr. Bach bei einem seiner Vorträge:

»Er wußte bereits, daß unter den sich wandelnden Lebensbedingungen der modernen Gesellschaft neue Krankheitsbilder entstehen und es dementsprechend notwendig werden könne, nach neuen Heilmitteln zu suchen.«

Nora Weeks, Edward Bach –
Sein Leben – seine Entdeckungen,
S. 40, Hugendubel Verlag

So hat sein Genius bereits ahnend die Tatsache vorweggenommen, daß die Natur eine unbegrenzte Zahl von Heilmitteln bereithalte, die unter allen nur denkbaren Lebensbedingungen Hilfe gewähren.

Im Jahre 1982 begann ich mit der Arbeit in einer breiteren Öffentlichkeit. Ich wurde eingeladen, Vorträge und Seminare zu halten. Mit Freude bemerkte ich, daß mein Kindheitswunsch, Lehrerin zu sein, nun doch noch Erfüllung finden sollte, wenn auch auf ganz andere Art und Weise. Mit kindlichem Vergnügen sehe ich mich heute an der Tafel von Volkshochschulen und anderen Erwachsenenbildungsstätten stehen, berührt und dankbar, das Wissen und Werk, vor allem aber den therapeutischen Ansatz von Dr. Edward Bach anderen vermitteln zu dürfen.

Während eines Aufenthaltes in Findhorn erwachte in mir der Wunsch, in meiner Heimat Österreich ein kleines Zentrum zu gründen, welches sich nach Findhorn ausrichten sollte.

Ich fand einen wunderschönen Hof in der Südsteiermark, umgeben von herrlichster Natur. Viele der Pflanzen, aus denen Blütenessenzen zubereitet werden können, wuchsen in unmittelbarer Hofnähe. Daß der Hof einem Dr. Carlo BACH gehörte sowie einige andere Umstände bestärkten mich in dem Entschluß, gemeinsam mit Freunden dorthin zu ziehen.

In unserem Zentrum planten wir Workshops zu den Themen »Ganzheitliches Heilen, Spirituelles Wachstum, Psychotherapie, Körperbewußtsein, Naturerleben und Kreativität«. Viele Menschen kamen an diesen Ort und konnten etwas für sich und ihre Entwicklung mitnehmen. In der täglichen Arbeit erlebten wir unsere Möglichkeiten, aber auch unsere Grenzen. Es wurde uns sehr klar, daß neue Wege und Formen des Zusammenlebens in einer Gemeinschaft mit ähnlicher Zielrichtung schwer zu gehen sind und eine große Herausforderung darstellen.

Ich wurde stark mit mir und meinen oft auch negativen Verhaltensmustern konfrontiert und mußte erkennen, daß ich sehr hohe Ideale verfolgte, die mich oftmals fast zu erschlagen schienen. Ich erlebte eine weitere Krise in meinem Leben.

Mein Weg zu Klarheit und Bewältigung führte mich nach Todtmoos-Rütte in die von Graf Dürckheim gegründete Existentialpsychologische Bildungsstätte. Hier gewann ich die Erkenntnis, daß das gemeinschaftliche Zusammenleben in der Steiermark meine frühere Familiensituation widerspiegelte, wobei ich die Rolle meiner Mutter spielte: dominant, tüchtig und alle Verantwortung im finanziellen wie auch im organisatorischen Bereich übernehmend. Viele »Wenn« und »Aber« in mir versuchten dennoch, mich an diesem Ort zu halten, vor allem jener strenge Aspekt meines Wesens, der nicht aufgeben, nicht schwach sein, nicht versagen durfte, bis mich ein Wort einer Mitarbeiterin von Rütte tief traf: es sei manchmal wohl besser, ein lebendiger Feigling als ein toter Held zu sein. Endlich vermochte ich loszulassen, zurückzufahren und mitzuteilen, daß ich Abschied nehmen würde. Es war ein lehrreicher, kräftezehrender und schmerzvoller Prozeß, trotzdem möchte ich die Zeit in jener Gemeinschaft nicht missen. Sie hat mich weicher gemacht, durchlässiger und vor allem realitätsbezogener.

Der Aufenthalt in Rütte – dem noch weitere folgten – war ein wertvoller Meilenstein in meinem Leben. Der ganze Prozeß wurde begleitet und unterstützt durch die Einnahme von Blütenessenzen, die mir nun schon zum zweiten Mal in meinem Leben große Hilfe schenkten.

Wieder in Salzburg, begab ich mich auf die Suche nach jemandem, der mich auf dem Weg zu mir selbst und zu einem bewußteren Leben begleiten würde. Ich fand eine interessante und kraftvolle Frau, die mich in meine Kindheit und frühere Jugend zurückbegleitete. Sie half mir, jene jungen Jahre aufzuarbeiten und viele verdrängte und schmerzhafte Erlebnisse zu verarbeiten, die aus meinem Unterbewußtsein emporstiegen. Ich denke, die langjährige Einnahme von Blütenessenzen sowie alle vorausgegangenen Gruppenprozesse und Selbsterfahrungs-Workshops waren eine gute Voraussetzung für diese oft schmerzvolle Auseinandersetzung mit meiner Geschichte. Ich gelangte zu der persönlichen Erkenntnis, daß es für mich nicht allein genügte, Blütenessenzen einzunehmen, daß es vielmehr in zahlreichen Fällen absolut notwendig ist, unverarbeitete Erlebnisse im Rahmen eines therapeutischen Prozesses bewußt von neuem zu betrachten, ihnen nachzuspüren, sie zu verstehen, sie anzunehmen und sich dann von ihnen zu verabschieden.

Mit der Schilderung meines Lebensweges verfolge ich die Absicht, die Arbeit mit den Essenzen auf einen realistischen Boden zu stellen. Nur zu oft störten mich Behauptungen wie: »Ein paar Tropfen von dem und ein paar Tropfen von jenem, und du wirst heil.« Ich glaube nicht, daß es immer so einfach geht. Ich persönlich habe beide Wege erlebt. Als ich die Essenzen zum ersten Mal einnahm, war die Wirkung für mich wie ein Wunder. Sie bestand in der Erkenntnis, meine Lebensaufgabe mit meinem Beruf verfehlt zu haben. Beim zweiten Mal erfuhr ich durch die Essenzen Erleichterung, Milderung und den Mut weiterzumachen, als ich in der Therapie den mühevollen, aber auch schönen Weg in die Tiefe meines Wesens ging.

Vor vielen Jahren las ich etwas in einem englischen Buch über Dr. Bach, das sich mir tief einprägte. Er verglich uns Menschen mit göttlichen Instrumenten. Es liegt an uns, den Ton im Leben zu spielen oder zu erbringen, für den wir bestimmt sind und der unsere Aufgabe ist. Wenn ich z. B. »als Violoncello« gemeint bin, dann wird von mir nichts anderes gefordert, als die Musik hervorzubringen, die eben ein Cello hervorzubringen vermag. Das heißt, es wird von mir nicht erwartet, etwa wie eine Gitarre zu klingen. Es wäre also ganz sinnlos, ständig dem Ton und der Weise einer Gitarre nachzujagen und sich mit ihr zu vergleichen.

Solches aber geschieht im menschlichen Leben sehr häufig. Wir vergleichen uns mit anderen, und wenn wir nicht das gleiche können wie sie, empfinden wir uns als unzulänglich und beginnen, uns abzuwerten. Ich komme noch einmal auf den Vergleich mit den Musikinstrumenten zurück: von Zeit zu Zeit wird ein Instrument durch verschiedene Umstände in seinem Klang beeinträchtigt und muß neu gestimmt werden. So wie es verschiedene Stimmgabeln gibt, können Blütenessenzen die »Stimmgabeln« unserer Seele, unseres inneren Instrumentes, sein. Blütenessenzen helfen, das Instrument in unserem Inneren zu stimmen. Aus dieser positiv veränderten Stimmung heraus – in dieser angehobenen Schwingung gewissermaßen – vermögen wir mit den Herausforderungen des Lebens besser umzugehen. Man kann auch sagen, daß Blütenessenzen uns helfen, die eigene Mitte zu finden. Je bedrückter, je angstvoller und unzufriedener wir uns fühlen, desto weiter sinkt unser Schwingungsniveau ab. Je beschwingter, je leichter wir uns fühlen, desto leichter fällt es uns auch, mit den Herausforderungen und Problemen des Lebens angemessen umzugehen. Blütenessenzen vermögen also unser Schwingungsniveau zu heben und sind von daher eine wunderbare Hilfe zur Bewältigung anstehender Probleme. Ist unser Instrument durch Blütenessenzen oder andere Maßnahmen wieder gestimmt, so ist es an uns, das Instrument zu spielen und zu üben. Keine Blütenessenz und kein anderes Heilmittel vermag uns diesen Prozeß abzunehmen. Wenn ein Instrument nicht mehr richtig klingt, ist es einzustimmen und danach zu spielen –

das ist der Weg. Wenn wir nur darauf vertrauen, daß die Blütenessenzen uns die Arbeit abnehmen bzw. seelische oder körperliche Symptome zum Verschwinden bringen, werden wir mit Sicherheit enttäuscht.
Im Laufe der Jahre habe ich mehrere Ausbildungen absolviert. Während meiner Beschäftigung mit der Initiatischen Therapie lernte ich die therapeutische Malerei kennen, in der ich ein weiteres, wunderbares Hilfsmittel für mein Leben und meine Seele entdeckte. Ich begann, was ich in mir spürte, erst mit Aquarellfarben auf Papier auszudrücken, später auf Seide. Dieses Material kam mir in seiner Beschaffenheit sehr entgegen, und ich erfahre tiefe Freude und Befriedigung durch die dem Malen gewidmete Zeit. Dr. Bach verglich die Wirkung der Blütenessenzen mit dem Betrachten eines schönen Bildes, dem Lauschen einer schönen Melodie, dem Lachen eines Kindes und vor allem dem Weg hinaus in die Natur und der daraus erwachsenden Zufriedenheit. Es gibt viele Dinge im Leben, die unsere Schwingung anzuheben vermögen und uns Ausgeglichenheit und Beschwingtheit vermitteln. Ein solcher Zustand ist die beste Voraussetzung, um den täglichen Herausforderungen gelassen gegenüberzutreten und sie zu meistern. So ergeben sich in unserem Leben die verschiedensten Hilfsmittel, um Körper, Geist und Seele gesund zu erhalten. Um Einklang von Körper, Geist und Seele zu erlangen, bedarf es nicht nur der Einnahme von Blütenessenzen oder anderer Hilfsmittel. Auch unser Körper mit seinen Bedürfnissen nach Ruhe, gesunder Ernährung, frischer Luft und regelmäßiger Bewegung darf nicht zu kurz kommen. Meditation, die Auseinandersetzung mit unserer Religiosität und das Entdecken der eigenen Kreativität sind wesentliche Quellen zur Weiterentwicklung. Besonders im Hinblick auf die Kreativität gibt es viele Möglichkeiten, sich Ausdruck zu verlei-

hen. Es ist dabei nicht wichtig, was dabei »herauskommt«, sondern daß man es mit Freude, Spaß und Liebe tut.
Häufig fällt es auch mir schwer, all mein Wissen umzusetzen. Oft mangelt es mir an Motivation, etwas zu unternehmen, um mich gut zu fühlen. Das hat mir geholfen, meine Klienten zu verstehen, wenn sie mit ihrem Widerstand konfrontiert wurden und gewisse Lebensbereiche einfach noch nicht ändern konnten – trotz ihrer Erkenntnis. Zuweilen habe ich den Eindruck, als säßen wir alle vor einem reich gedeckten Tisch und seien unfähig, zu essen und zu genießen. Gewiß werden mir viele zustimmen, wenn ich meine, daß es in fast jedem von uns Erlebnisse gibt, deren bewußte Lösung uns nicht gelingt, trotz der Einnahme von Essenzen, trotz Therapie, körperlicher Betätigung, Kreativität oder was auch immer. Oft braucht es einfach Zeit, damit Dinge heilen können. So war es auch für mich eine Offenbarung, als ich erkennen durfte, daß wir, um gewisse Lebensprobleme lösen zu können, der Gnade bedürfen, welche durch rechtes Bitten meist auch eintritt. So wichtig es für mich war, alle unverarbeiteten Erlebnisse von neuem durchzugehen, aufzuarbeiten und zu lernen, auch meine Wut und Verzweiflung über das Erfahrene zu äußern, wurde mir doch bewußt, daß es keine Heilung geben kann ohne die Bereitschaft, unter gewisse Bereiche einen Schlußstrich zu ziehen und Geschehenes zu vergeben. In vielen Bereichen meines Lebens ist es mir geglückt, zu verzeihen. Wenn ich an meine Eltern denke, so fühle ich, daß ich durch meine Mutter sehr viel gelernt habe: vor allem Kraft, Ausdauer und Tatkraft zu entwickeln. Ihr Mut, ihre Vielfältigkeit, ihre Entschlossenheit, auch schwierigste Dinge anzugehen, ihre Kraft und Zähigkeit prägten sich mir tief ein. Ihre Art, mit Tieren und Pflanzen, vor allem mit Blumen, umzugehen, bewunderte ich sehr; dies zeigte mir einen ganz anderen Teil ihres

Wesens. Nie werde ich vergessen, wie sie auf vielen Gebieten, vor allem bei Krankheiten, bei uns Kindern sowie bei Tieren und Pflanzen, instinktiv das Richtige tat.

Mein Vater war wenig erreichbar, oft nicht einmal spürbar, und doch schätzte und liebte ich ihn um seiner Ruhe und Gelassenheit willen. Er weckte in mir die Sehnsucht, in ruhiger und stiller Weise zu tun, was zu tun ist. Seine meditative Arbeitsweise hat sich mir tief eingeprägt.

Meinen Eltern verdanke ich auch, daß ich heute stehe, wo ich bin, mit all meinen Stärken, Fähigkeiten, Schwächen und meiner Verletzlichkeit.

Ich erfahre oft, daß Menschen mit einer schweren Kindheit, mit großen Belastungen und »Hypotheken« seelischer wie materieller Art, später meist viel belastbarer, kraftvoller und ausdauernder, oftmals auch gesünder sind. Heute weiß ich, welch Geschenk und Segen im Schmerz und in den schwierigen Bereichen und Phasen des Lebens liegen.

Ebenfalls ist es mir aber bewußt geworden, daß Wachstum auch ohne Leid und Krisen erfolgen kann, vor allem dann, wenn ich früh genug Fehlverhalten und Negatives an mir erkenne und daraus lerne.

Im Rückblick auf meine nicht sehr leichte Kindheit und die erste Lebenshälfte versuchte ich, meinem eigenen Kind viele Hindernisse aus dem Weg zu räumen, und ich mußte erkennen, daß das eine wie das andere Extrem nicht das Richtige ist. So bemühe ich mich mehr und mehr, meinem Sohn auch Grenzen zu setzen und nicht die »Dornen von den Rosen« zu entfernen.

Ich empfand es als eine Offenbarung, daß ich niemanden für mein Glück und für mein Leid verantwortlich machen kann. Früher hatte ich eine starke Neigung, die Ursachen meiner Probleme auf äußere Umstände zu schieben oder bei anderen zu suchen. Es ist sehr befreiend zu wissen, daß

ich vieles selbst in der Hand habe, um mein Leben positiv und in Eigenverantwortung zu leben und zu verändern.
Zur Zeit arbeite ich in Salzburg in meiner Praxis und unterstütze Menschen in schwierigen Lebensphasen. Ich begleite sie auf ihrem Weg zu sich selbst und bin sehr froh und dankbar, daß sehr viele Kinder, vor allem zwischen sieben und vierzehn Jahren, zu mir in die Beratung und zur Therapie kommen. Ich habe festgestellt, daß, wenn ich in Berührung mit meinem eigenen inneren Kind stehe, die Arbeit mit Kindern ein großer Segen ist. Ich gedenke sie zu erweitern und zu vertiefen. Meine Klienten – vor allem die Kinder – haben mich sehr viel gelehrt, und in der Arbeit mit ihnen spüre ich täglich, wie vieles von dem, woran sie leiden, auch in mir liegt. Durch die tägliche Begegnung mit den verschiedenen menschlichen Dramen muß ich mich immer wieder meinen eigenen Problemen stellen – ob ich das will oder nicht.
Dieses Buch zu schreiben, die Zitate, Aphorismen und Weisheiten zusammenzutragen und zu ordnen und die verschiedenen Blütenfotos zu beschaffen, war für mich eine große Herausforderung sowie ein wichtiger Prozeß in meinem Leben. Während dieser Arbeit bin ich oft an meine Grenzen gestoßen, habe aber trotzdem gemerkt, wie ich durch jedes Hindernis, durch jede Verzögerung und Hürde gereift bin. Nach und nach habe ich gelernt, meinen starken Eigenwillen ein wenig zurückzunehmen. Ich habe gemerkt, daß ich keinen Druck ausüben darf, weder auf mich noch auf andere; es hat sich immer gerächt. Daß ein Ding sein eigenes Tempo, seinen eigenen Rhythmus und seine eigene Geburtszeit hat, war schwer für mich zu akzeptieren.
Durch die Schilderung meines Lebens wollte ich allen jenen Mut machen, die sich vielleicht ganz intensiv zu den Blütenessenzen und zu der Arbeit mit ihnen hingezogen fühlen,

jedoch keinen Weg sehen, die Beschäftigung mit Blütenessenzen in ihr Leben zu integrieren. Viele Menschen, die zu mir in die Seminare kommen, würden gerne aus ihrem bisherigen Beruf aussteigen und ganz in die Arbeit mit Menschen hineinwachsen. Um ihnen Mut zu machen, habe ich dieses Kapitel geschrieben. Ich habe meinen Beruf aufgegeben, und im Laufe der Jahre hat sich gezeigt, daß die Hilfe mit Blütenessenzen so gefragt ist, daß der dazu Berufene eine realistische Möglichkeit finden wird, professionell mit ihnen zu arbeiten und auch davon zu leben.

Dr. Edward Bach hatte die Vision, daß die Blütenessenzen in nicht allzu ferner Zeit ein Bestandteil jeder Hausapotheke sein würden. Als ich 1975 begann, mich mit Dr. Bachs Therapie zu beschäftigen, habe ich das kaum glauben können, und doch hat sich in den letzten Jahren das Interesse für Blütenessenzen dermaßen verstärkt, daß ich sehr zuversichtlich geworden bin und Bachs Vision gerne trauen mag. Ich möchte hinzufügen, daß eine kontinuierliche Arbeit an sich selbst sowie das Erlernen einer dem einzelnen entsprechenden therapeutischen Technik unumgänglich sind, vor allem dann, wenn die Klientel über den kleinen Bereich des Familien- und Freundeskreises hinausgeht. Fachliche Aus- und Weiterbildung ist notwendig, um die Chancen, aber auch die Grenzen dieser wunderbaren Heilmethode Dr. Bachs erkennen zu können.

Ich wünsche allen Lesern dieses Buches, daß sie Freude an den von mir zusammengetragenen Zitaten haben. Nachdem es schon so viel Literatur zum Thema Bachblüten gibt, habe ich versucht, mein Verständnis über die Wirkung der Blütenessenzen durch die Wahl der Zitate zu vermitteln. Es hat mir viel Freude bereitet, sie zu sammeln, zuzuordnen und aus ihnen zu lernen.

Abschließend möchte ich allen jenen Menschen danken,

die im Laufe der vielen Jahre meine Wochenendkurse und Vorträge besucht haben. Ich habe vieles von ihnen und durch sie gelernt. Ich spüre, daß das Verfassen und Verlegen dieses Buches das Ende einer wesentlichen Phase meines Lebens markiert. Mit Neugierde, Freude und Offenheit gehe ich dem entgegen, was das Leben nun für mich bereithält.

Ilse Maly
Salzburg, im Oktober 1991

Colorplate®-Verfahren

Das *Colorplate*-Verfahren wurde 1979 von Dr. Dieter Knapp entwickelt. Die Methode ist überwiegend für Untersuchungen von Dilutionen (flüssigen Medikamenten) geeignet. Im Jahre 1981 wurde das Verfahren einigen maßgebenden Professoren von deutschen Hochschulen vorgestellt und von diesen als sehr interessant und zukunftsweisend beurteilt. Die Allgemeine Homöopathische Zeitung und die Zeitung für Naturheilkunde stellten dieses Verfahren im Jahr 1985 erstmals in Deutschland vor.

Im Prinzip arbeitet das *Colorplate*-Verfahren optoelektronisch. Ein winziger Tropfen der zu untersuchenden Dilution wird mittels eines Dosierungsstäbchens auf einen Spezialfilm gebracht, der sich in einer kleinen Testkammer befindet. Anschließend wird das Material einem Ionisierungsvorgang unterzogen. Die dabei frei werdenden Lichtquanten werden so auf dem Film festgehalten. Das auf diese Weise entstandene Strahlenbild kann dann zur Beurteilung der Substanz herangezogen werden. Das Verfahren ist verhältnismäßig aufwendig, da für jeden Testvorgang eine neue Testkammer benötigt wird.

Ausführliche Informationen über das *Colorplate*-Verfahren und umfangreiches Bilmaterial finden Sie im Buch von Dr. Dieter Knapp *Unser strahlender Körper – Energiefeldfotografien für Diagnose und Heilung* (Knaur Tb 76127).

Nachwort

Vier Jahre sind seit der 1. Auflage des vorliegenden Buches vergangen. Meine therapeutische Arbeit hat sich wunschgemäß erweitert und vertieft.
Im Jahr 1978 begegnete ich zum ersten Mal Bert Hellinger. Seine Art Gruppen zu leiten und sein therapeutischer Ansatz haben mich tief beeindruckt und wurden mir dadurch richtungweisend. Er gehörte zu jenen Menschen, die mich schon damals ermutigten und unterstützten, selbst therapeutisch tätig zu werden. Sechs Jahre danach suchte ich ihn erneut auf, um an einer weiteren ungelösten Situation in meinem Leben zu arbeiten. Seine direkte und kompromißlose Haltung hat mir zu diesem Zeitpunkt zu Klarheit und Eigenverantwortung verholfen und so eine wesentliche Lebensentscheidung ermöglicht. Einige Jahre später trat er durch das Buch »Zweierlei Glück« (Die Systemische Psychotherapie Bert Hellingers, C. Auer Verlag) erneut in mein Leben.
Hatte ich schon zuvor durch die Ausbildung in der Gesprächstherapie nach Carl Rogers, den initiatischen Ansatz und die Lehren Dr. Edward Bachs die Basis für meine therapeutische Arbeit begründet, so hat nun die Systemische Psychotherapie Bert Hellingers meine Arbeit wesentlich erweitert und bereichert. Besonders seine Erkenntnisse über die Entstehung von generationsübergreifenden Verstrickungen eröffneten mir eine neue Dimension der Therapie bei tragischen Familienschicksalen.
Seine Art, Familien stellvertretend aufzustellen, diese Ver-

strickungen zu lösen und die Ursachen für Unheil und Krankheit ans Licht zu bringen, hat mich tief bewegt. Mit großem Interesse habe ich mich mit seinen Theorien, Einsichten und Erfahrungen auseinandergesetzt und seither fließen sie wirksam in meine Einzel- und Gruppenarbeit ein.

Mehr und mehr werde ich von Menschen in den Dienst genommen, die sich aus Opferrollen lösen und ihr Leben, ihre Familie sowie ihr Schicksal aktiv und selbstverantwortlich gestalten wollen.

Ilse Maly
Frühjahr 1996

Ein Problem wird mit der gleichen Liebe gelöst,
die es auch aufrecht erhält.
In die Lösung fließt die gleiche Kraft,
nur mit mehr Einsicht.

Bert Hellinger

Bildnachweis

Ich danke allen Freunden, Bekannten und Fotografen für die Erlaubnis, die von ihnen aufgenommenen Blüten veröffentlichen zu dürfen.

Das Copyright verbleibt bei den Urhebern.

Folgende Aufnahmen stammen von:

1 – Odermennig (Agrimony)		Andreas Korte
2 – Espe (Aspen)		Verein Sonnenblume
3 – Rotbuche (Beech)		Heinz Schrempp
4 – Tausendgüldenkraut (Centaury)		Heinz Schrempp
5 – Bleiwurz (Cerato)		Robert Dorsch
6 – Kirschpflaume (Cherry Plum)		Phillipe Deroide
7 – Kastanienknospe (Chestnut Bud)		Gert Singer
8 – Wegwarte (Chicory)		Wilfried Rogler
9 – Gemeine Waldrebe (Clematis)		Peter Ekl
10 – Holzapfel (Crab Apple)		Peter Ekl
11 – Ulme (Elm)		Peter Ekl
12 – Bitterer Enzian (Gentian)		Wolfgang Denzinger
13 – Stechginster (Gorse)		Robert Dorsch
14 – Heidekraut (Heather)		Peter Ekl
15 – Stechpalme (Holly)		Herbert Huber
16 – Geißblatt (Honeysuckle)		Verein Sonnenblume
17 – Hainbuche (Hornbeam)		Robert Dorsch
18 – Drüsentragendes Springkraut (Impatiens)		Sigrid Dornetzhuber
19 – Lärche (Larch)		Gert Singer
20 – Gefleckte Gauklerblume (Mimulus)		Sigrid Dornetzhuber

21 – Ackersenf (Mustard)	Herbert Huber
22 – Eiche (Oak)	Wolfgang Denzinger
23 – Ölbaum (Olive)	Georg Gärtner
24 – Kiefer (Pine)	Heinz Schrempp
25 – Rote Kastanie (Red Chestnut)	Herbert Huber
26 – Sonnenröschen (Rock Rose)	Heinz Schrempp
27 – Wasser aus heilkräftigen Quellen (Rock Water)	Andreas Korte
28 – Einjähriger Knäuel (Scleranthus)	Robert Dorsch
29 – Doldiger Milchstern (Star of Bethlehem)	Phillipe Deroide
30 – Edelkastanie (Sweet Chestnut)	Jakob Lannerhorst
31 – Eisenkraut (Vervain)	Verein Sonnenblume
32 – Weinrebe (Vine)	Claudia Fabian
33 – Walnuß (Walnut)	Heinz Domasser
34 – Sumpfwasserfeder (Water Violet)	Heinz Schrempp
35 – Weiße Kastanie (White Chestnut)	Sigrid Dornetzhuber
36 – Waldtrespe (Wild Oat)	Julian Barnard
37 – Heckenrose (Wild Rose)	Renate Unterfurtner
38 – Weide (Willow)	W. Holzner
39 – Colorplate Notfallessenz	Dr. Dieter Knapp
40 – Colorplate Walnußessenz	Dr. Dieter Knapp

Die Illustrationen/Zeichnungen stammen von:
Gina Suritsch (G. S.), Peter Ebenhof (P. E.), Ingrid Meraner (I. M.) und Gerda Rogler (G. R.).

Literaturempfehlung

Bach, Edward: *Blumen, die durch die Seele heilen,*
Hugendubel Verlag, München

Weeks, Nora: *Edward Bach, Leben und Erkenntnisse,*
Hugendubel Verlag, München

Bach, Edward: *Von der Homöopathie zu den Bachblüten,*
Die gesammelten Werke, Aquamarin Verlag, Grafing

Chancellor, Philip M.: *Handbuch der Bach-Blüten,*
Aquamarin Verlag, Grafing

Barnard, Julian & Martine: *Das Bachblüten-Wunder*
(mit Anleitung zur Herstellung der Blütenessenzen),
Heyne Verlag, München

Vlamis, Gregory: *Die heilenden Energien der Bachblüten,*
(ausführliches Werk über die Rescue Remedy/
Notfalltropfen), Aquamarin Verlag, Grafing

Scheffer, Mechthild: *Bach Blütentherapie,*
Hugendubel Verlag, München

Kraaz, Ingrid/von Rohr, Wulfing: *Die richtige Schwingung heilt,* Goldmann Verlag, München

Blome, Götz: *Mit Blumen heilen,*
Bauer Verlag, München

Petersen, J.-E.R.: *Heile dich selbst mit den Bachblüten,* Droemer/Knaur Verlag, München

Hackl, Monica: *Bach Blütentherapie für Homöopathen,* J. Sonntag Verlag, München

Krämer, Dietmer/Wild, Helmut: *Neue Therapien mit Bachblüten,* Ansata Verlag

Quellennachweis der Zitate, Aphorismen und Lebensweisheiten

Allert-Wybranietz, Kristiane: *Blumen blühen jeden Tag;*
Heyne Verlag, München

Bach, Edward: *Gesammelte Werke;*
Aquamarin Verlag, Grafing ²1989

Browning, Robert: *Die Lyra des Orpheus;*
Paul Zsolnay Verlag, Wien

Caddy, Eileen: *Worte des Lebens;*
Opal Verlag, Augsburg ⁷1990

Dethlefsen, Thorwald: *Gut und Böse;*
Goldmann Verlag, München 1990

Emerson, Ralph: *Die Natur;*
Reclam Verlag, Stuttgart

Field, Reshad: *Spuren im Sand;*
Sphinx Verlag, Basel 1990

Frei, Rainer: *Wie Erde und Wind;*
Phönix Edition

Gibran, Khalil: *Der Prophet;*
Walter Verlag, Olten/Freiburg

Hesse, Hermann: *Wer lieben kann ist glücklich;*
Lektüre für Minuten;
Mit Hermann Hesse durch das Jahr;
Gesammelte Werke;
Suhrkamp Verlag, Frankfurt/M.

Huch, Ricarda: *Schönheit aus Urphänomenen;*
Atlantis Verlag

Kruppa, Hans; Grüschow, Annette: *Sei gut zu Dir;*
Schneekluth Verlag, München

Meister Eckhart: *Stille und Ewigkeit;*
Felder Verlag, Eschweiler

Pfenning, Jörn: *Keine Angst, dich zu verlieren;*
Schneekluth Verlag, München

Saint-Exupéry, Antoine de: *Worte wie Sterne;*
Herder Verlag, Freiburg

Schaffer, Ulrich: *Ich wage ...;*
Verlag Groh, München

Schaffer, Ulrich: *Ich darf sein, der ich bin;*
Verlag Kaufmann

**Weitere Sprüche wurden
folgenden Werken entnommen:**

Großes Handbuch moderner Zitate des 20. Jahrhunderts;
MVG Verlag

Reichtum des Daseins;
Tieck Bücher Verlag

Licht in der Nacht;
Heyne Verlag, München

Lehnert, Rudi: *Stunden Buch;*
Edition Eisbrecher

Blau, Gudula: *Worte die erfreuen; Worte die Kraft geben; Worte der Liebe;*
Peter Erd Verlag, München

Nicht namentlich gekennzeichnete Sprüche habe ich aus meiner Erinnerung niedergeschrieben. Es ging mir dabei um den Inhalt und nicht um wissenschaftliche Exaktheit. Ihre Urheber sind mir leider unbekannt.

Bezugsquellen der Blütenessenzen

Während meiner Reisen habe ich festgestellt, daß in vielen Ländern die Besorgung von Blütenessenzen recht mühelos war. Ich erhielt diese in Apotheken, Drogerien, Bioläden oder in Zentren für ganzheitliche Heilung.
In Deutschland sind die Stock-bottles (Vorratsflaschen) »dank tatkräftigen Einsatzes« des Dr. E. Bach-Centres von Frau Mechthild Scheffer als Arzneimittel registriert und sind daher – wie alle anderen importierten Arzneimittel – rezeptpflichtig. Die Rezeptpflicht bezieht sich allerdings nur auf besagte Vorratsflaschen, nicht aber auf die zum Gebrauch bestimmten Verdünnungen. Diese Verdünnungen kann Ihnen *jede Apotheke* ohne Rezept herstellen. Sollten Sie Schwierigkeiten haben, die Blütenessenzen über eine Apotheke zu erhalten, so wenden Sie sich in Deutschland an das Dr. E. Bach-Centre. Oder Sie bitten den Arzt Ihrer Wahl, Ihnen die Blütenessenzen zu verschreiben.

In der Schweiz können Sie Blütenessenzen in vielen Drogerien und in fast allen Apotheken beziehen.

In Österreich bestellt Ihnen jede Apotheke die von Ihnen angegebenen Essenzen. Viele der Apotheken haben die Bach-Blütenessenzen auch lagernd.

Bezugsadressen

Österreich:

Drogerie Wimmer
A-4451 Garsten, St. Berthold-Allee 23

Deutschland:

Dr. Edward Bach-Centre
German office
DW-20249 Hamburg, Eppendorfer Landstraße 32

Schweiz:

Chrüter Drogerie Egger
CH-8200 Schaffhausen, Unterstadt 28

Firma Phytomed
CH-3415 Hasle, bei Burgdorf

England:

Bach Flower Remedies Ltd.
Dr. Edward Bach Centre
Mount Vernon, Sotwell
Wallingford OX10 OPZ

Healing Herbs
Julian Barnard
Hereford HR20UW, P.O. Box 65

Erhältlich in fast allen »Holistic Health« Stores, Drug Stores, Natural Health and Food Stores

Frankreich:

Laboratoires »DEVA«
Elixirs Floreaux
F-38880 Autrans, Bp 3

USA:

Flower Essence Society »FES«
Richard Katz und Patricia Kaminski
Box 1769, Nevada City, 95959
California

Australien:

Australian Flower Essences
Vasudeva und Kadambii Barnao
Box 355, Scarborough, 6019
West Australia

Stichwortverzeichnis

A
Abenteuerlust 172
Abgehobenheit 60
Abgrenzung, übertriebene 160
Abgrenzungsfähigkeit, mangelnde 40
Abhängigkeit von der Meinung von Autoritäten 44
Ablösungsprozeß von den Eltern 40, 120, 156
Abwesenheit, geistige 60
Aggressivität 84
– starke 48
Alkoholsucht 28
Alleinsein, Unfähigkeit zum 56
allergische Reaktionen 181
Alltag, Freude am 92
– Interesse am 60
Alpträume 32, 128, 140, 180
Altes loslassen 156
Anerkennung, Sucht nach 40
Angst,
– benennbare 128
– unfaßbare 104
– daß etwas Schreckliches passieren könnte 32, 48
– den Verstand zu verlieren 48
– etwas zu versäumen 96
– Fehler zu begehen 104
– irrationale 128
– jemandem etwas anzutun 48
– keinen Partner zu finden 104
– Kontrolle zu verlieren 179
– mit einem Makel behaftet zu sein 64
– mit seiner Angst nicht ernst genommen zu werden 32
– nicht geliebt zu werden 80
– sich und andere zu gefährden 48
– starke, vor Veränderung 186
– Symptome der 128
– übertriebene 124
– Überwindung der 32
– um andere loslassen 124
– unerklärliche 32
– verlassen zu werden 56
– zu versagen 100, 104
Angst vor
– Ablehnung 40

- Aggressionen 104
- Angst 32
- Arztbesuch 180
- Auseinandersetzungen 28
- Autoritäten 40, 104
- dem Numinosen 32
- der Meinung und dem Urteil anderer 156
- Dunkelheit 32
- dunklen Mächten 32
- Entbindung 180
- großen Menschenansammlungen 180
- größerer Menschenmenge zu sprechen 104
- Intimität 160
- Krankheit 104
- Krankheitserregern 64
- nach Operationen 180
- Schmerzen 104
- starken Gefühlen 104
- starken negativen Gefühlen 28
- Tod 104
- Unfällen 104
- Unglück 104
- Verlust des Arbeitsplatzes 104
- wirklicher Nähe 160

Angstzustände, Gelassenheit während 128
Anhänglichkeit 80
Annehmen der eigenen äußeren Erscheinung 64
Anpassung, zu große 40
Anspannung, große 96
- hohe innere und äußere 148
- körperliche und psychische 179

Anspruch, zu großer an sich selbst 64
- hohen, an sich 120

Antriebslosigkeit 108, 172
Apathie 172
Appetitlosigkeit 108
Arbeit, Lust an 172
Arbeitssucht 28
Ärger 84
Arroganz 152
Aufmerksamkeit 52
Aufopferung für andere 124
Aufrichtigkeit 28
Ausbeutung anderer 152
- seiner Kräfte 112
Ausbrüche, cholerische 48
Ausdauer 40, 68, 72
Ausdrucksfähigkeit 100
Ausgeglichenheit 136
Ausgeliefertsein, Gefühl von 48
Ausgleich zwischen Geben und Nehmen 56, 80, 112
Ausrasten 128
Aussöhnung 176
Ausweglosigkeit 144
Ausweichen vor der Realität 88
Autorität, positive 152

B

Balance 136
Bedürfnis, sich unentbehrlich zu machen 56
Beeinflussung 124
Beeinflußbarkeit 44, 156
Begabungen, große, die oft brachliegen 168
Behinderung, geistige, körperliche 52
Behutsamkeit 96
Belastbarkeit, Grenzen wahrnehmen 116
Belastung 92
– große körperliche und seelische 112
Beobachtungsgabe 52
Bereitschaft, sich dem Alltag zu stellen 92
Berufswahl, Unsicherheit bei 168
Berufung erkennen 168
Bescheidenheit, übergroße 120
Besserwisserei 148
Betäubung 179
Bettnässen 48
Bevormundung 124, 152
Beweglichkeit 132
Bewegungsfreude 172
Beziehungen, bessere unter Geschwistern 84
– frühere loslassen 88
– klammern in 56
– soziale 84
– symbiotische 124
– zwischenmenschliche 36, 56, 80, 160
Blässe 172
Blaßwerden, starkes 128
Blockaden 68
Blockierung der Lebensenergie 140
Boshaftigkeit 36
Brüche 181

C

cholerische Ausbrüche 48

D

Denken, positives 176
Depressionen 144
– bekannter Ursache 72
– während der Pubertät 108
– deren Ursprung man nicht kennt 108
– starke 128
Depressivität 172
Desinteresse 60, 108
– an anderen 80
Destruktivität 84
Distanz 80, 160
– gesunde 56
Distanzlosigkeit 80
Disziplin, Mangel an 60
– zu große 132
Dominanzstreben 152
Dramatisieren 128
Drang, im Mittelpunkt stehen zu wollen 80
Drogensucht 28

Druck 96, 148, 179
– großer innerer 48
Dunkelheit, innere 144
Durchdrehen 179
Durcheinander, seelisches 180
Durchhalten, übertriebenes trotz Erschöpfung 112
Durchhaltevermögen 140
– in depressiven Zeiten 108
Durchsetzungsschwierigkeiten 40

E
Egoismus 56
Ehrgeiz, übergroßer 132
Eifersucht 84
Eigenwillen, starker 148
Eigenwilligkeit 52
Eindeutigkeit 168
Einfühlungsvermögen, Mangel an 36, 80
Einmischung 36, 124
Einsamkeit 80
– uneingestandene 160
Einschlafschwierigkeiten infolge Grübelns 164
Empathie 36
Energie(n), chaotische 96
– Fluß der 132, 160
– negative und krankmachende 156
Engstirnigkeit 36
Enthusiasmus 172
Entmutigung 72, 185
– kurzfristige 68

Entschlossenheit 136
Entsetzen 140
Entspannen und loslassen 48
Entspannung 32, 116
Enttäuschung 72
– wenn unausgesprochene Erwartungen nicht erfüllt werden 40
Entwicklungsschritte vollziehen 48
Ereignisse, unverarbeitete, die weit zurückreichen 140
Erfolg, Mut zum 100
Erlebnisse, nicht verarbeitete 140
Erpressung, gefühlsmäßige 56
Erregung 179
Erröten, starkes 128
Erschöpfung 96, 164
– totale seelische, körperliche, geistige 116
Erschöpfungszustände 92
Erwachsenwerden 40
Erwartungen an die Dankbarkeit anderer 56
– anderer, sich befreien von 120
Erwartungshaltung, negative 72, 124
Erziehungsmaßnahmen, zu strenge 132
Essen, schnelles 96
Eßsucht 28
Euphorie 148

Existenzängste 104
Extreme ausgleichen 136

F

Fähigkeit, nein zu sagen 40
– sich abzugrenzen 40
– Vertrauen in eigene 100
Fahrigkeit 96
Fanatismus 132
Fasten 64
Feindseligkeit 176
Fixierung auf Partnerschaft 56
Flucht in die Vergangenheit 88
– vor sich selbst, Neigung zur 96
Freiheit, innere 132
Freude 76, 172
– am Beisammensein 160
– an sich und seinen Talenten 100
Freundschaft 36, 84
Frieden, innerer 116, 176
Frische, geistige 92
Frustration 92, 100, 136, 168
Führungskraft 152

G

Geburt(en), körperliche 156
– schwere oder rasch aufeinanderfolgende 116
Gedächtnislücken 52
Gedanken, negative loslassen 64
– zwanghaftes Widerholen von 164
Gedankenkraft, positive 76, 124
Gedankenschwere 164
Geduld mit sich und anderen 96
Gefühl
– andere werden bevorzugt 84
– aus Angst wie gelähmt zu sein 128
– aus der Haut fahren zu wollen 48, 96
– bald zusammenzubrechen 112
– das Leben sei sinnlos geworden 108
– den Kontakt zum Körper zu verlieren 179
– den täglichen Pflichten nicht nachzukommen 92
– der Sinnlosigkeit 76
– des Gelähmtseins 172, 179
– ein Recht auf Leben zu haben 120
– Grenze der Belastbarkeit erreicht zu haben 144
– mit anderen verbunden zu sein 160
– mit dem Rücken zur Wand zu stehen 144
– negatives 84
– ohne Leistung nicht wich-

tig genommen zu werden 112
- plötzliches, einer Aufgabe nicht gewachsen zu sein 68
- schlecht behandelt zu werden 56
- selbst alles besser zu machen als andere 112
- sicher und geborgen zu sein 32
- und starke Emotionen ausdrücken 28
- unentbehrlich zu sein 112
- ungeliebt zu sein 84
- unrein zu sein 64
- unterdrücktes 48
- Unterdrückung und Ablehnung der 160
- verantwortlich zu sein für Fehler anderer 120
- von Unzulänglichkeit 68, 100
- weit weg zu sein 60
- willkommen zu sein 120
- zeigen 160
- zu schweben 60
- zu versagen 68
Gehen, schnelles 96
Geistesabwesenheit 179
Geistesgegenwart 140
Geiz 84
Gelassenheit 32, 48
- während großer Herausforderungen 140
- innere 96

Gelerntes, Verarbeitung und Integration 52
Genesung, Hoffnung auf 76
Geradlinigkeit 156
Geringschätzung 160
Geschwister, bessere Beziehungen unter 84
Gesprächigkeit, übertriebene 80
Gesundheit
- körperliche, geistige, seelische 64, 76
- Schwächung der eigenen 116
Gewalttätigkeit 84
Gewissen, häufiges schlechtes 120
Gewissenhaftigkeit, übergroße 120
Glauben 72, 76
Gleichgewicht, inneres 136
Gleichgültigkeit 60, 108, 156
Glorifizierung der Vergangenheit 88
Gnade, Glauben an 144
Gnadenlosigkeit 132
Gottvertrauen 144
Grausamkeit 96, 152
- sich und anderen gegenüber 132
Groll 84, 176
Größenwahn 152
Großzügigkeit 36

Gründlichkeit 52
Gutmütigkeit, übertriebene 40

H

Haltung, fordernde 80
Handeln, schnelles 96
Harmonie 84
Harmonisierungsbedürfnis 28
Härte 36, 132
Haßgefühle 84, 176
Heilkraft 64
Heimweh, vor allem bei Kindern 88
Heiterkeit 72, 92
Hektik 96, 148
Helfersyndrom 40
Herablassung 160
Herrschsucht 152
Herzensgüte 84
Hilflosigkeit 144
Hingabefähigkeit 172
Hoffnung 76
Hoffnungslosigkeit 108, 185
– große 76, 144
Höhenangst 180
Hyperaktivität 96
Hypochondrie 80
Hysterie 56
– Neigung zur 179

I

Ichbezogenheit 80, 84
Ichstärke 40
Ideale, zu hohe 64
Impulsivität 96
Individualität 40
innere Wahrheit erspüren und leben 44
Insektenstiche 180, 181
Integrität 40
Intellekt, übersteigerter 72, 92, 160
Intoleranz 36
Intuition, Mangel an 44
Isolation 160

J

Jähzorn 96

K

Kampflust, häufige 152
Kindergarten, Eintritt in den 88, 156
Kinderwunsch, angeblich hoffnungsloser 76
Klarheit 140, 168
Kleinmütigkeit 72
Kniezittern 128
Kompensierung 28
– des eigenen Minderwertigkeitsgefühls 36
Kompromißlosigkeit 156
Konfliktbereitschaft 28
Konsequenz 156
– mangelnde 168
Konsumzwang 28
Kontrolle über Angehörige 124
Konzentration 52
Konzentrationsfähigkeit 60

Konzentrationsmangel, Schulprobleme durch 164
Koordinationsschwierigkeiten 52
Kopf entlasten 164
Kopflastigkeit 164
Kraft 92, 140
– eigene sinnvoll einsetzen 152
– Ausbeutung seiner 112
Kraftlosigkeit 68, 76, 116
Kraftzuwachs 68
Krankheiten Angehöriger 116
– Flucht in, um andere zu binden 56
– chronische, durch unverarbeitete Schockerlebnisse 140
Kreativität 92, 100, 172
– Mangel an 92
Kreisen, dauerndes um ein Problem 164
Krisen 136
– psychische und emotionale 179
Kritisieren, häufiges 56
Kummer 140, 144

L
Labilität 136
Lächeln, ständiges 28
Lampenfieber 180
Langeweile 92, 172
Langsamkeit im Begreifen 52
Launenhaftigkeit 136

Leben, Interesse am 92
Lebendigkeit 92, 168
Lebensaufgabe finden 168
Lebensenergie, Blockierung der 140
Lebensführung, einseitige 92
Lebensimpuls, schwacher 76
Lebenskraft, Fließen der 116
– neue 108
Lebensmut 76, 172
– neuer 144
Lebensphasen, neue und schwierige 156
Lebenswillen 172
Leere 179
– große innere 144
Leichtgläubigkeit 44
Leid annehmen 108
– größtes seelisches 144
Leistungsfähigkeit, Vertrauen in die eigene 68
– Zweifel an 92
Lernblockaden 52
Lernen, Konzentration beim 164
Lernfähigkeit, Reaktivierung der 52
Lernphasen, schwierige 52
Lernschwäche 52
Lernschwierigkeiten durch Angst 104
Liebe, bedingungslose 56
– zu sich selbst 120
Liebesfähigkeit 56, 84
Liebeskummer 84

Loslassen 56, 148
– inneres 132
Lustlosigkeit 60, 108, 172
– vor allem morgens 92

M

»Macho«-Verhalten 152
Macht, eigene sinnvoll einsetzen 152
Machthunger 152
Magersucht 28
Mangel an Ausdauer 72
– an Intuition 44
– an Selbstvertrauen 72
Manipulation, gefühlsmäßige 56
Märtyrerhaltung 56
Masochismus 120
Meditation, Gedanken loslassen 164
Meinungswechsel, rascher 136
»Midlife-Crisis« 108
Minderwertigkeitsgefühle 100
Missionieren 148
– Neigung zum 148
Mißerfolge, Erwartung von 100
– schulische 72
Mißtrauen 84
Mitgefühl 36, 84
Mitte, eigene finden 136
Mitteilungsbereitschaft 28
Moralvorstellungen, hohe 64, 132
– starre, strenge 36
Motivation, Förderung der 186
– für sich selbst hilfreiche Dinge zu tun 60
– mangelnde 76
– zu wenig 185
Müdigkeit 40, 92, 164, 172
– geistige 92
Munterkeit 92
Muskelverspannung 48
Muster, frühere loslassen 88
Mut 68, 108
– zum Erfolg 100
– sich den Herausforderungen zu stellen 104
– sich auf neue Erfahrungen einzulassen 186
Mutlosigkeit 100, 108, 172

N

Nachgeben 132, 176
Nachsicht mit sich selbst 64, 68
Nachsichtigkeit 36
Nächstenliebe 36, 84
Nägelbeißen 48
Nähe 160
Naivität 44
Narbenbehandlung 181
Negativität 72, 176
– Schutz vor 156
Neid 84, 176
Neigung zur Unterwürfigkeit 40

– andere rasch zu bewerten 36
– andere zu verurteilen 36
– anderen die Schuld zuzuweisen 176
– sich und andere zu missionieren 148
– über andere schlecht zu reden 36
Nervenzusammenbruch 180
Nervosität 96, 104, 179
– vor größerer Menschenmenge zu sprechen 104
Neues, Sprung in 100, 156
Niedergeschlagenheit 72, 108, 112
Nostalgie 88
Not, große 180
– große seelische 80

O
Oberflächlichkeit 28
Offenheit 160
– zu große 32
Ohnmacht mächtigen Menschen gegenüber 40
Ohnmachtsgefühl 48
Ohnmachtsneigung 60, 128, 179
Opferhaltung 80, 40
Optimismus 72
Ordnungssinn, hoher 64
Orientierungslosigkeit 128
»Overprotection« 124

P
Panik 128, 179, 180
Partnerschaft, Fixierung auf 56
– Hoffnung auf erfüllte 76
Passivität 132, 172
Pedanterie 64
Pensionierung 88, 156
Perfektionismus 64
Persönlichkeitsstruktur, besitzergreifende 84
Pflichtbewußtsein, hohes 112
Phantasien, Flucht in 60
– furchteinflößende 32
Phlegma 172
Platzangst 180
Präsenz 164
Prellungen 181
Prinzipienreiterei 132
Prioritäten setzen 168
Probleme, Lösung zur richtigen Zeit 164
Projektionen 124
– Neigung zu starken 84
Prüfungsangst 68, 180
– durch mangelndes Selbstvertrauen 100
Prüfungsphasen 116
Pubertät 156
Putzwut 64

Q
Quetschungen 181

R

Rastlosigkeit 28, 96
Ratsuche, ständige 44
Realitätsferne 60
Rechthaberei 36, 152
Redezwang 80
Redseligkeit 44
Reharmonisierung von Körper, Geist, Seele nach Trauma 140
Reinigungsprozesse 64
Reiseangst 180
Reizbarkeit 36, 96
Reserviertheit 160
Resignation 76, 172, 185
Ressentiments 84, 176
Rigidität 132
Risikobereitschaft 104
Rivalität 84
Rückfälle 52
Rückschläge 72
Rücksichtslosigkeit 152
Rückzug von anderen 108
– ins Innere 160
Ruhe 32, 48, 148
– während großer Herausforderungen 140
– geistige 164
– innere 28, 96
Ruhelosigkeit 96, 136

S

Sammlung 164
Sanftheit 36, 132
Schadenfreude 84, 176
Schamgefühle 120
Scheidung 156
Schenken, verpflichtendes 56
Scheu 28
Schicksal annehmen 176
Schicksalsschläge, positive Auseinandersetzung mit 72
Schlaf, Aufschrecken im 128
– Beeinträchtigung durch Erschöpfung 116
– besserer 32
– durch Nachdenken behinderter 164
– Flucht in den 60
Schlafstörungen 116
Schlafwandeln 32
Schmerz, übergroßer seelischer 140
– verdrängter 28
Schmerzen, chronische, durch unverarbeitete Schockerlebnisse 140
Schock 136, 179, 180
– Lösung von 140
Schreck, großer 140, 179
Schüchternheit 40
Schulangst durch mangelndes Selbstvertrauen 100
Schulbeginn 156
Schuld, positive Auseinandersetzung mit 120
Schuldgefühle, starke 120
Schuldzuweisung an andere 176
Schule, Einstieg in 88
schulische Belastungen, große 116

Schulprobleme 52
– aufgrund von Hoffnungslosigkeit 76
– durch Mangel an Konzentration 164
– aufgrund von Resignation 172
Schulwahl, Unsicherheit bei 168
Schwäche 92
– zulassen 112
Schwangerschaft, seelische Probleme während 156
Schweigsamkeit 160
Schweißausbrüche aus Angst 128
Schwellungen 181
Schwerfälligkeit 52
Schwung 92
Seelenqual, extreme 144
Sehnsucht nach Vergangenem 88
Selbstachtung 64
Selbstaufgabe 40
Selbstbetrug 40
Selbstbewußtsein 44, 100
Selbsthaß 64
Selbstkontrolle 48
Selbstmitleid 80
Selbstmordabsicht 48
Selbstsicherheit 68, 104
– überzogene 160
Selbstsucht 80, 84
Selbstverantwortlichkeit 80
Selbstverdammung 120
Selbstverleugnung 40, 132

Selbstverneinung 64
Selbstvertrauen, Mangel an 72
Selbstvorwürfe 120
Selbstwertgefühl 56
– Mangel an 120
Selbstzerfleischung 120
Selbstzufriedenheit 64
Selbstzweifel 44, 72, 100
Sendungsbewußtsein, positives 148
Sensibilität, große 32
– zu große, Schutz bei 128
Sexualität, Schwierigkeiten mit 64
Sinnlosigkeit, Gefühl der 76
Skepsis 72
Solarplexus, Beruhigung im Bereich des 128
Sonnenbrand 181
Sorgen 28, 140, 180
– nicht mehr gesund zu werden 76
– um andere 124
– ständige Beschäftigung mit 164
Sorglosigkeit 76
Spannung 179
– innere 36
– im Kopfbereich 164
Spontaneität 100, 172
Sprachversagen 128
Sprechen, schnelles 96
– ständig über sich 80
Sprunghaftigkeit 136
Stärke, innere 104

Starre 88, 132, 160
Steifheit, körperliche 132
Stille 164
Stillprobleme 181
Stimme, monotone 172
Stimmungswechsel, plötzlicher 136
«Stirb und werde«-Prozeß 156
Stolz 36, 160
Stottern 128
Streitigkeiten 180
Streitlust, häufige 152
Streitsucht 84
Strenge sich und anderen gegenüber 132
Streß 96, 179, 180
stressen, sich und andere 148
Sturheit 132
Suchtverhalten 28
Synthese 168

T
Tagträumereien, Flucht in 60
Tapferkeit 104, 128
Tempo, enormes 96
Terror 140, 179
Therapieresistenz 52, 172
Tiefe 28
Tiefstapelei 100
Toleranz 36, 132
Trägheit 172
Trauer 108
– extreme 144
– positive Auseinandersetzung mit 72

Traumfähigkeit 64
Trennungen von Partnern, nach 88
Trotz 176, 186
Tyrannei 152

U
Überaktivität 148
Überarbeitung 112
Überbehütung s. »Overprotection«
Überbelastung durch aufeinanderfolgende Schicksalsschläge 116
Überbewertung anderer 100
Übereilung von Entschlüssen 96
Überforderung 68, 92, 116
– durch zu viel Arbeit 40
Überheblichkeit 152
Überlegenheitsgefühl 160
Überreagieren 128
– auf Wünsche und Bedürfnisse anderer 40
Überschwenglichkeit 148
Übersiedlung 88
Übertreibung 136, 148
Umgang, liebevoller mit Gegenständen 96
Unabhängigkeit von der Meinung anderer 44
Unaufmerksamkeit 52, 60
Unausgeglichenheit 136
Unbefangenheit 156
Unbeholfenheit 52
Unbelehrbarkeit 52, 176

Unberechenbarkeit 48, 136
Unbeweglichkeit 172
Uneigennützigkeit 56
Unentschlossenheit 136
Unerbittlichkeit zu sich selbst 112
Unerschütterlichkeit 68
Unfähigkeit, den täglichen Verpflichtungen nachzukommen 108
Unfall 180
Ungeduld 185
– große 96
Ungewißheit 168
Unlust, sich zu bewegen 92
Unnachgiebigkeit 132
Unnahbarkeit 156
Unrast 148
Unruhe 179
– innere 96
Unsicherheit 44, 100, 104, 136
– gut getarnte 160
– welche Blütenessenz die richtige ist 168
– welchen Weg man einschlagen soll 168
Unterdrückung 152
Unterwürfigkeit, Neigung zu 40
Unversöhnlichkeit 176
Unzufriedenheit 92, 168
– mit sich selbst 68
Unzulänglichkeit, Gefühl von 100
Unzuverlässigkeit 136

V

Verächtlichkeit 84
Verängstigung 32
Verantwortung maßvoll übernehmen 68
Verantwortungsbewußtsein, hohes 112
Verarbeitung vieler Eindrücke 44
Verbindung von Herz und Verstand 92
Verbissenheit 112, 148
Verbitterung durch Schicksalsschläge 176
Verbrennungen 180
Verdrängung 28, 52
Verfolgungsangst 32
Vergangenheit abschütteln 88
– Flucht in die 88
Vergeßlichkeit 60
Vergleichen, ständiges mit anderen 100
Verhalten, unbeugsames 152
– zögerndes 136
Verhärtung 84
Verheimlichung 28
Verkrampfung 179
Verspannungen, starke 181
Verständnis für andere 84
Verständnislosigkeit 36
Verstauchungen 181
Vertrauen 186
– in andere 160
– in das eigene innere Licht 144

– in das Leben 32, 76
– in die eigene Weisheit 44
– in die eigenen Fähigkeiten 100
– in eigene Entscheidungen 44
– in göttlichen Schutz 124, 128
Verzagtheit 68, 72
Verzeihen 176
Verzicht lernen 80
Verzweiflung 76, 112
– extreme 144
– große 48, 180
Vitalität 60, 116
Vorstellungen, fixe, was andere zu tun haben 148

W

Wachheit 60, 172
Wagemut 100
Wahnvorstellungen, leichte 32
Wahrnehmungsfähigkeit 52
Wandlungsprozeß, Hingabe an den inneren 144
Wankelmut 136, 156
Waschzwang 64
weibliche Seite in Mann und Frau 132
– passive Seite integrieren 112
Widerstand 84, 160, 176, 186
– im therapeutischen Prozeß 176

Wiederholen von Fehlern, ohne daraus zu lernen 52
– zwanghaftes, von bereits Gesagtem 52
– zwanghaftes, von Gedanken 164
Willenskräfte, Entwicklung der 40
Willensschwäche 40
Willensstärkung 185
Wunden, schlecht verheilende 181
Wut 84
Wutausbrüche 48, 96

Z

Zähneknirschen 48
Zahnen bei Babys und Kindern 156
Zahnschmerzen, akute 180
Zappeligkeit bei Kindern 96
Zartheit 132
Zeit, besseres Umgehen mit der 96
Zentrierung 168
Zerstreutheit 52, 60, 96, 164
Zielfindung 168
Zögern, Neigung zum 156
Zorn 84, 176
Zornausbrüche 48
Zufriedenheit 92
Zukunft, vertrauensvolles Hineingehen in die 88
Zuneigung 84
Zurückhaltung 36, 80, 104

Zusammenbrechen Ihrer Kraft und Möglichkeiten 144
Zuversicht 72
Zuwendung, Hunger nach 80
Zwänge 132
Zwanghaftigkeit 80
Zwangsbeglückung 148
Zwangsvorstellungen 32
Zweckorientierung 132
Zweifel 72, 185
– an der eigenen Leistungsfähigkeit 68, 92
– an eigenen Fähigkeiten 44
– an sich 44, 68
Zynismus 36, 72, 160

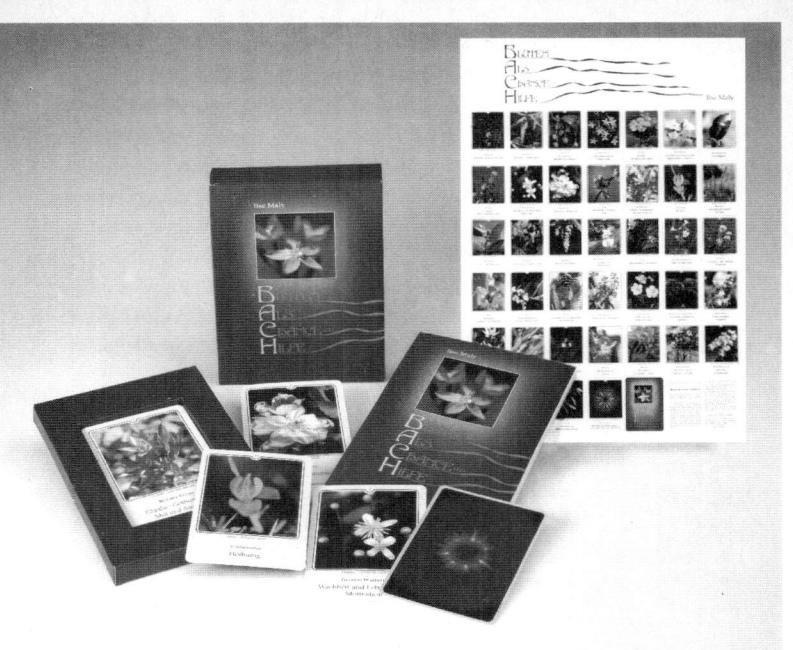

Die gebundene Ausgabe des vorliegenden Taschenbuchs ist zusammen mit einem Kartenset in einem praktischen und ansprechenden Geschenkskarton 1991 im Eigenverlag Ilse Maly erschienen.

Die 39 Blütenkarten (identisch mit den Abbildungen in diesem Buch) auf Glanzkarton (9 x 13 cm) bereichern den Umgang mit den Bach Blütenessenzen und sind besonders von Vorteil für alle jene, die in einer ganz bestimmten Lebenssituation spontan und intuitiv „ihre" spezielle Blüte finden möchten, z. B. indem sie in einer meditativen Haltung eine oder mehrere Karten ziehen und sich damit auseinandersetzen.

Die Rückseite der Karten wurde mit der Kirlianfotografie der Walnußessenz gestaltet.

Buch, Kartenset (die Karten sind auch in englischer Sprache verfügbar) und das oben abgebildete Poster sind auch einzeln im Eigenverlag

Ilse Maly, 5020 Salzburg, Traklstraße 6

erhältlich, das Buch mit dem Kartenset auch über den Buchhandel (ISBN 3-9500082-0-9).

Information über die Arbeit der Autorin (Vorträge und Seminare zum Thema Blütenessenzen, Selbsterfahrung, Seidenmalerei) kann ebenfalls bei der oben angeführten Adresse angefordert werden.